Proschat Madani

W0243365

LEBEN SPIELEN

MOLDEN

Für Ema

»I wanna be an actress when I grow up. You can’t have it both ways, girl.«

(NN)

Vorspiel

Es hat viele Jahre gebraucht, bis ich den Satz »Ich bin Schauspielerin« ohne Schwierigkeiten sagen konnte. Entweder bin ich rot geworden oder es musste eine abwehrende Handbewegung her. Mein Beruf war mir peinlich. Warum?

Es gibt viele, oft unrühmliche, Klischees über Schauspielerinnen und Schauspieler. Und sie haben alle ihre Berechtigung – was nicht ausreichend überprüfbaren Inhalt besitzt, wird niemals ein Klischee.

Wir haben, schreibt Max Reinhardt in seiner Rede über den Schauspieler, »unsere Kindheit in die Tasche gesteckt und uns damit auf und davon gemacht«. Klingt berührend. Man könnte aber auch sagen, wir haben verabsäumt, uns ordentlich sozialisieren zu lassen, um reife und mündige Erwachsene zu werden. Es ist ein Klischee zu sagen, wir Schauspielenden sind egoman. Wir sind laut. Wir müssen im Mittelpunkt stehen. Wir gieren nach Aufmerksamkeit. Jeder »normale« Mensch zieht sich, wenn er weinen muss, zurück. Instinktiv. Er will dabei nicht gesehen, schon gar nicht beobachtet werden. Was machen wir? Wir stellen uns auf eine Bühne oder vor eine Kamera und sind stolz auf eine Großaufnahme.
Immer wollen wir beklatscht, bewundert und geliebt werden. Bis ins hohe Alter. Sieht uns kein Publikum, können wir nichts mit uns anfangen, werden depressiv. Und wir halten uns gern für etwas Besonderes. *Wissen Sie nicht, wer ich bin?* Ein Klischeesatz? Ich habe ihn gehört. Nicht nur einmal. Und meist von Kolleginnen oder Kollegen, die kaum jemand kannte.

Das Schlimmste aber ist, dass wir uns sehr leicht verleiten lassen, zu allem unseren Senf dazuzugeben. In Bereichen, von denen wir keine Ahnung haben. Nur weil wir einmal einen Polarforscher gespielt haben oder Mutter Teresa. Oder weil wir einfach bekannt sind. »Schauspieler sind in keiner Position, andere über irgendetwas zu belehren. Die meisten waren seltener in der Schule als Greta Thunberg«, sagte der provokante Comedian Ricky Gervais in seiner Rede bei der Verleihung der Golden Globes 2021. Ich kann ihm nur recht geben.

Warum dann dieses Buch, fragen Sie sich jetzt. Worüber glaubt uns denn die Madani hier bitte schön belehren zu müssen?
Über gar nichts. Garantiert. Ich will nicht belehren, ich will lediglich meine Erfahrungen teilen. Über das Leben und über das Spielen. Von beidem habe ich ein wenig Ahnung. Zum einen, weil ich lebe, zum anderen, weil ich spiele, vor allem aber, weil ich Leben spiele. Das ist mein Beruf. Und darüber erzähle ich in diesem Buch. Über das Loslassen, Wirken, Vertrauen, Altern, Begehren, Glauben, Anerkennen … über all das, was das Leben mit dem Spielen und das Spielen mit dem Leben zu tun hat.

Gute Geschichten haben Kraft. Sie wirken. Bereits die Steinzeitmenschen wussten das. Sie wussten auch, dass gute Geschichten am besten mit Mitteln des Schauspiels erzählt werden. Sie haben sich verkleidet, Ereignisse aus ihrem Leben dargestellt und wahrscheinlich schon damals für so etwas wie Katharsis bei ihren Zuschauern gesorgt. Für die seelische Reinigung, die Aristoteles später in seiner *Poetik* der griechischen Tragödie zuschreibt. In seinen Ursprüngen hatte Theater etwas Heiliges. War auf religiösen Ritualen aufgebaut, immer schon Teil der urmenschlichen Sehnsucht nach Verwandlung und Transzendenz.

Auch wenn man heutzutage einen profaneren Blick auf das Drama hat – an Wirkkraft haben die guten Geschichten nie verloren. Ein Schulkollege von mir, ein miserabler Schüler, hat mit vierzehn Jahren den Film *El Hakim* gesehen, mit O.W. Fischer in der Rolle des ägyptischen Arztes Ibrahim Gamal. Das hat sein Leben verändert. Obwohl er mit Medizin nichts am Hut hatte, wollte er unbedingt werden wie O.W. Fischer auf der Leinwand. Es ist ihm nicht ganz gelungen. Er wurde kein zweiter El Hakim, aber immerhin zweifacher Doktor der Medizin und ein angesehener Hochschulprofessor.

Hier ein anderes Beispiel aus der weitaus härteren Wirklichkeit: *Rehabilitation Through The Arts* ist ein soziales Programm, das 1966 erstmals im New Yorker Hochsicherheitsgefängnis *Sing Sing* zum Einsatz kam. Es ist seither darauf ausgerichtet, dort Theaterproduktionen mit den Häftlingen auf die Bühne zu bringen. Normalerweise landen 60 Prozent der Kriminellen innerhalb von fünf Jahren nach ihrer Entlassung wieder im Gefängnis. Die Rückfallquote derjenigen, die an diesem Programm teilnahmen, liegt gerade mal bei 3 Prozent. Theater spielen kann also nicht nur Leben verändern. Es rettet mitunter auch Leben.

Mich haben Geschichten befreit. In Geschichten ist so vieles möglich, das gesamte Spektrum an Leben – Verletzlichkeiten, Verrücktheiten, Freude, Trauer, Ekstase, Tränen, Wahnsinn, Lachen … Und ich durfte daran teilhaben, an den großen Gefühlen. Ich durfte mich lebendig fühlen. Im Theater, im Kino, beim Lesen.

Dabei wissen wir alle, dass Geschichten – zumeist – erfunden sind. Dass Schauspielerinnen und Schauspieler nur so tun als ob. Sie können nicht fliegen, auch wenn sie gerade im Superman-Kostüm stecken. Sie sind nicht tot, wenn sie ermordet werden. Sie haben auch nicht wirklich Sex, wenn sie ekstatisch übereinander herfallen (Ausnahmen bestätigen nur die Regel). Das wissen wir. Wir sind ja nicht blöd. Und dennoch reagieren wir auf das dargestellte Erfundene mit echtem Lachen, echten Tränen, echtem Schrecken, echter Erregung, kurz – mit echten Gefühlen. Warum?

Weil gute Schauspielerinnen und Schauspieler wahrhaftig sind. Obwohl sie spielen. Oder weil sie spielen. Mit jeder Rolle gehen sie auf eine Forschungsreise. Sie entdecken ungekannte Seelenlandschaften, stoßen auf verborgene Seiten in sich, tauchen in Abgründe ab und kommen verwandelt wieder an die Oberfläche. Das Geheimnis des gekonnten Schauspiels liegt nämlich nicht, wie man glauben könnte, in der Verstellung, es liegt in der Enthüllung, wie der bereits erwähnte Meisterregisseur Max Reinhardt sagte.

Die zentrale Aufgabe im Schauspiel ist es, aus einer fiktiven Rolle einen echten Menschen zu machen. Sich selbst in einer Figur wiederzufinden. Das Intimste einer Figur aus sich herauszuschälen und dem Publikum zu zeigen. So, dass wir uns selbst und den anderen verstehen. So, dass wir uns wiedererkennen im Fremden – in Königinnen, Obdachlosen, Börsenmaklerinnen, Gutmenschen, Mafiabossen, Serienmörderinnen, Feen und Hexern. In allem, was menschlich ist.

So doof ich uns Gauklerinnen und Gaukler mitunter finde; so unreif und kindisch wir auch sein mögen; so demütigend dieser Beruf immer wieder mal sein kann; sooft ich mir auch aus vielerlei Gründen wünsche, meinen Lebensunterhalt anders zu verdienen – so sehr liebe ich die Schauspielerei gleichzeitig und ungebrochen.

Oder, besser gesagt: Ich liebe das Spielen – ohne Schau. Der Teil mit der »Schau« ist mein Problem mit dem Beruf. Er macht uns abhängig, von der Gunst der anderen. Daher unsicher und bedürftig. Daher oft laut und penetrant.

Der Teil mit dem Spielen hingegen bietet mir ausschließlich Wertvolles. Diesem Teil habe ich sehr viel zu verdanken.
Im Spiel habe ich meine Ecken und Kanten entdeckt, meine Schwächen und Stärken.
Im Spiel bin ich über mich hinausgewachsen. Habe mich mit meinen Ängsten konfrontiert. Habe gelernt, mit ihnen umzugehen, anstatt an ihnen unterzugehen.
Im Spiel habe ich meine Stimme gefunden, meine Grenzen erweitert.
Ich habe gelernt, dass ich nicht falsch bin – sondern nur anders. Wie viele andere auch. Dass Empathie eine besonders wertvolle Fertigkeit ist. Dass ich dennoch nicht entschuldigen muss, was ich nachfühlen kann. Dass das Leben an sich nicht unbedingt seriös ist. Aber dass »spielen« wesentlich seriöser ist, als wir denken.

Wer weiß – vielleicht wäre die Welt ein besserer Ort, wenn wir uns alle weniger verstellten und mehr miteinander spielten. Ich glaube, wir wären dann nicht zwingend lauter, auffälliger und egomaner – aber vielleicht authentischer, glücklicher und friedlicher.
In diesem Sinne verstehen Sie dieses Buch bitte als mein persönliches Plädoyer – für die Kunst des Spielens. Nicht nur auf der Bühne, vor der Kamera, sondern vor allem im Leben.

Fa und die Aneignung

»Acting is behaving truthfully, under imaginary circumstances.«
Wahrhaftiges Verhalten, unter vorgestellten Bedingungen – wahrhaftiges Spielen!
Eine schöne Definition meines Berufes, wie ich finde – von Sanford Meisner, neben Lee Strasberg und Stella Adler der berühmteste amerikanische Schauspiellehrer seiner Zeit. Wahrhaftigkeit, das ist es. Wahrhaftigkeit ist der wohl einzige Maßstab, an dem sich schauspielerische Wirkung messen lässt.

1993 hat Tom Hanks der Welt gezeigt, wie das geht. Als Andrew Beckett hat er im Film *Philadelphia* ein Millionenpublikum tief bewegt. Hat den Menschen das Leben eines aidskranken, schwulen Mannes nähergebracht. Ein Schicksal, das vielen davor fremd gewesen war. Er hat nichtbetroffene Menschen durch seine Darstellung betroffen gemacht. In ihnen mit seinem wahrhaftigen Spiel echte Gefühle erzeugt. Nicht umsonst ist er dafür mit einem Oscar ausgezeichnet worden.
Aber Tom Hanks, so lese ich, würde die Rolle des Andrew Beckett heute nicht mehr spielen. »Ich glaube nicht, dass die Leute die fehlende Authentizität eines Heteros, der einen Schwulen spielt, akzeptieren würden … Es ist kein Verbrechen, kein Buh-Ruf, wenn jemand sagt, dass wir mehr von einem Film verlangen, in der modernen Welt der Authentizität.«

Moment einmal. Würde das nicht heißen, dass wir Schauspielerinnen und Schauspieler unser Privatleben, unser Persönlichstes, unser Intimstes öffentlich machen und zur Begutachtung stellen müssten? Und zwar nicht nur den Autoren, den Regisseuren, den Castern, den Produzenten, sondern dem Publikum – einem Publikum, das darüber urteilt, ob wir aufgrund unserer sexuellen Orientierung für eine bestimmte Rolle geeignet sind oder nicht. Es ginge also nicht mehr nur darum, wie wahrhaftig wir spielen, sondern wer und wie wir im realen Leben sind. Würde uns das nicht schrecklich einschränken? Unseren Beruf geradezu ad absurdum führen? Denken wir diese Forderung nach Authentizität konsequent zu Ende, müsste ich erst mal in Wirklichkeit betrügen, um eine Betrügerin spielen zu können. Ich müsste morden, um eine Mörderin darstellen zu dürfen.

Justine Triet, die Regisseurin und Co-Autorin des 2023 mehrfach ausgezeichneten Films *Anatomie eines Falles* engagierte die großartige Sandra Hüller für die Hauptrolle als Mutter eines blinden Sohnes. Für dessen Rolle wollte Justine Triet einen tatsächlich blinden Jungen. Nach einem langen, erfolglosen Casting-Prozess schlug man ihr Milo Machado-Graner vor. Sie lehnte aus guten Gründen ab – der Knabe war nicht blind, er war nicht blond, und er sah Sandra Hüller überhaupt nicht ähnlich. Schließlich ließ sich die Regisseurin überreden, Milo wenigstens zu einem Vorsprechen einzuladen. »Ich forderte ihn auf, die Sätze seiner Figur am Ende des Filmes zu sagen. Das tat er, mit Tränen im Gesicht. Niemand davor hatte es so perfekt gemacht wie er.« Milo Machado-Graner wurde besetzt. Das Ergebnis gab der Entscheidung recht. Das tatsächliche Blindsein war nicht ausschlaggebend. Auch nicht die Haarfarbe. Was zählte, war einzig und allein seine Darstellung der Figur. Er kam, spielte und begeisterte.

Persönliche Betroffenheit kann, sie muss aber kein Kriterium für gutes Schauspiel sein. Manchmal hemmt sie auch. Wenn man keine Distanz zu sich selbst und dem Erlebten hat – aufgrund eines unbewältigten Traumas, zum Beispiel. Beim Schauspielen muss man in seinen Ausdrucksmöglichkeiten

flexibel sein. Stets die Kontrolle über seinen Gefühlshaushalt behalten. Emotionen und Haltungen auf Knopfdruck abrufen und wiederholen können. Inner- und gleichzeitig außerhalb des Charakters verweilen, der darzustellen ist.
Wie sonst die Standmarken für die Kamera treffen, den gelernten Text sprechen, den Wünschen der Regie nachkommen? Wie sonst den Job machen?

Natürlich hätte auch ein blinder Junge die Rolle des Daniel in *Anatomie eines Falles* spielen können. Damit wäre in jedem Fall die Forderung nach entsprechender Lebenserfahrung bedient worden. Das kann gutgehen – aber auch absolut schieflaufen. Und dann hilft die Lebenserfahrung der Kunst gar nichts.

Ich bin im Alter von vier Jahren nach Wien gekommen. Ich habe hier meine Schul- und meine Schauspielausbildung absolviert. Ich verstehe den Wiener Schmäh, beherrsche den Dialekt, bin geprägt von der Kultur dieser Stadt, dieses Landes. Trotzdem wurde ich lange Zeit nur für Rollen besetzt, die Gülgül, Yasmin, Nasrin etc. hießen. Das war aber nicht alles. Geradezu obligatorisch gehörten zu den »ausländischen« Namen schlechtes Deutsch, kriminelle Kinder, Weinen und Zetern, Drogen, Flucht, Mord und Totschlag. Ich hatte mit den Figuren und deren meist einfallslosen Geschichten nichts gemein. Der Blick der anderen hatte mich zu etwas gemacht, das ich nicht war.

»Macht ist die Fähigkeit, nicht nur die Geschichte einer Person zu erzählen, sondern sie zur einzigen, zur endgültigen Geschichte dieser Person zu machen«, warnt die zu Recht berühmte Schriftstellerin Chimamanda Ngozi Adichie in ihrem TED-Talk *The Danger of a Single Story* (Juli 2009).

Ich wurde als Darstellerin über meinen Migrationshintergrund definiert. Ausschließlich darüber. Alles andere, das mich ausmachte, wurde einfach nicht gesehen. Irgendwann kam dann ein gelangweilter Fernsehredakteur oder eine originelle Casting-Direktorin auf die verwegene Idee, mir Rollen zuzumuten, wo »fremdländisch« und »exotisch« keine Ausschlussgründe waren. Ich bewährte mich und bekam fortan auch Tanjas, Tinas und Lindas zu spielen, ihres Zeichens Ärztinnen, Rechtsanwältinnen und Firmenchefinnen. Mein Spektrum erweiterte sich. Etwas. Immerhin. Aber das Besetzungskorsett ist weiterhin eng geblieben – entweder leidende Ausländerin oder strenge Akademikerin. Zuweilen auch leidende, ausländische, strenge Akademikerin.

Man besetzt gern nach der Ausstrahlung, nach der Wirkung, die Schauspielerinnen und Schauspieler nun mal haben – insbesondere vor der Kamera. Stereotype sind beliebt. Damit der Zuschauer nicht viel nachdenken muss. Damit die Zuschauerin gleich weiß, woran sie ist.
Das schauspielende Volk empfindet sich selbst natürlich als vielfältiger und komplexer als die wenigen Schubladen, in die man es steckt.

Dabei verwenden wir sie alle, diese Stereotype. Nicht nur in meiner Branche. Auch im ganz normalen Alltag. Wir brauchen sie zum schnellen Urteilen. Sie leisten uns wertvolle Dienste.
Wir sollten nur nicht vergessen, dass Stereotype zwar ein markanter Teil des Ganzen, nicht aber das Ganze selbst sind. Sie sind nicht falsch, bilden aber ein lückenhaftes, wackeliges Wahrnehmungsgebäude. Sie machen das Leben leichter. Authentisch machen sie es mit Sicherheit nicht.

»Spiel hier keinen Brunnenvergifter!« Diesen Satz habe ich oft gehört in der Schauspielschule. Immer dann, wenn wir einen bösen Charakter ausschließlich böse dargestellt haben. Der Mensch ist ein Konglomerat aus verschiedenen Eigenschaften. Mit unterschiedlichen Gewichtungen. Will man Richard den Dritten glaubwürdig darstellen, gilt es nach seiner Verletzlichkeit, seiner Traurigkeit Ausschau zu halten. Das Böse ist bei ihm ohnehin vordergründig – erkennbar in seinen Intrigen, seinen Lügen, seiner Lust an Manipulation.

Eine komische Figur braucht Tragisches. Eine tragische Figur braucht Komisches. Sonst wirken beide eindimensional. Im Schauspielunterricht wurde »Vielfalt anstatt Einfalt« gepredigt. Vielleicht gilt es das auch im wirklichen Leben deutlicher zu sehen.
Ich bin eine Migrantin, eine Österreicherin, eine Frau, eine Mutter, eine Geliebte, ein Lockenkopf … Ich habe eine ganze Menge Identitäten. Welche von ihnen definiert mich aber letztendlich? Ich kann mich nicht entscheiden. Je nach dem Umfeld, in dem ich mich gerade bewege, tritt eine andere meiner Identitäten in den Vordergrund. Ich fühle und verhalte mich anders. Oder um es mit klugen Worten des Philosophen Montaigne auszudrücken: »Ich unterscheide mich von mir selbst mindestens so sehr wie von anderen.«

Von den anderen unterscheide ich mich jedenfalls, selbst wenn mich Wesentliches mit ihnen verbindet. Mein Migrationshintergrund macht mich nicht gleich mit allen Migrationshintergründigen. Mein Frausein nicht mit allen Frauen. Meine Heterosexualität nicht mit allen Heterosexuellen.

Meine beste Freundin ist lesbisch. Ich habe mit ihr mehr gemeinsam als mit unzähligen anderen Frauen, die wie ich mit Männern ins Bett gehen.
Ich habe mehr mit der Wienerin gemeinsam, die sich für Flüchtlinge einsetzt, als mit dem Halbiraner, der für die Rechten Politik macht.
Ich habe mehr mit den Männern in meinem Freundeskreis gemeinsam als mit den »Tradwives«, die sich in das dunkle Zeitalter der Frauen am Herd zurückbeamen wollen.
Die Frage nach der Identität ist offenbar komplexer als vermutet. Sie ist eine temporäre Angelegenheit, fluid, den Witterungserscheinungen der Zeit und des Ortes ausgesetzt und offensichtlich stets neu zu überprüfen.

Unlängst habe ich eine iranische Lesbe gespielt, namens Fa. Eine Tischlerin, die reihenweise Frauen flachlegt und in einer Bar selbst geschriebene Songs rappt. Außer den iranischen Wurzeln und dem familiären Setting der Figur hatte ich mit dieser Frau absolut nichts gemeinsam. Bei der Vorbereitungsarbeit auf die Rolle lag mir das Rappen im Magen, und das Tischlern. Das Lesbischsein nicht. Mein Freundeskreis besteht zu einem erheblichen Teil aus queeren Menschen. Deshalb war ich guter Dinge – was sollte schon schiefgehen? Ich kannte mich ja aus. Im queeren Milieu. Mit queeren Menschen. Dachte ich.
Im Laufe meiner Auseinandersetzung mit der Rolle »Fa« wurde ich eines Besseren belehrt. Was ich zu wissen glaubte, war theoretisch. Es war teilnehmend beobachtet – aber nicht innerlich nachvollzogen.

Mit dem anderen Menschen zu fühlen, heißt noch lange nicht, *wie* der andere Mensch zu fühlen. All die Nuancen, all die Feinheiten, all das Wesentliche, das ich brauchte, um

die lesbische, iranische Tischlerin Fa in mir zum Leben zu erwecken, musste ich noch finden.
Peu à peu begann ich zu erfassen, was es wirklich heißt, jenseits einer Norm zu begehren. Als Iranerin. Als Frau. Was es bedeutet, die eigene Lust als etwas zu erfahren, das man geheim halten muss – weil einem suggeriert wurde, dass sie abnormal sei. Wie quälend es sein kann, mit einer Lüge zu leben. Seine Sehnsüchte, seine Leidenschaften nie voll ausschöpfen zu können, Angst zu haben, sich zu offenbaren und abgelehnt zu werden. Die Liebe, die Zugehörigkeit zu Familie und Freunden zu verlieren. Zu enttäuschen. Stets vor sich selbst davonzulaufen, ohne sich jemals zu entkommen.

»Scham, vor allem im Leben queerer Menschen, ist mehr als ein Gefühl. Sie ist eine Art freier Radikale, die sich fast an alles binden und dessen Bedeutung verändern kann. Ob es sich dabei um das Verständnis vom eigenen Körper handelt, ein bestimmtes Verhalten, unsere Gefühle und Affekte.« So wird Eve Kosofsky Sedgwick von Daniel Schreiber in seinem Buch *Allein* zitiert. Ich glaube zu verstehen, was die Sozialtheoretikerin meinte. Obwohl ich nicht queer bin, nie beleidigt oder erniedrigt wurde für die Art, wie ich liebe. Nicht stigmatisiert, nicht abgelehnt. Meine Scham wird von anderen Verletzungen genährt. Diese liegen in einer Vergangenheit, die mit meiner Gegenwart kaum noch etwas zu tun hat. Dennoch kann meine Scham mich überwältigen. Auch heute noch. Unverhältnismäßig und, von außen betrachtet, grundlos. Die Scham ist nun mal in mein Seelenkostüm eingewoben und erwacht bei der leisesten Erschütterung.

Sosehr ich mich in einen anderen Menschen versetzen, ihn verstehen, ihn erfühlen mag, so sehr schöpfe ich am Ende

doch immer aus mir, aus meinen eigenen Erfahrungen. Bei jeder Rolle. Wer steht mir sonst zur Verfügung? Die Filmfigur Fa gibt es nicht. Sie ist eine zu Papier gebrachte Erfindung. Durch mich wird sie zu Fleisch und Blut. Aber …
Erst durch Fa erfahre ich mich selbst in einem anderen Kontext, reichere meine Vorstellung mit ihrem Wesen an. Entdecke Schnittflächen meiner Gefühle, meiner Gedanken mit dieser fiktiven Figur. Entdecke *meine* Fa, die lesbische Perserin in mir. In der Outing-Szene gegen Ende des Filmes ist es meine eigene Angst, meine eigene Scham, die ich meiner Filmfigur Fa – temporär – zur Verfügung stelle.

Jenseits der vielen Kategorisierungen, denen wir alle ausgesetzt sind, sind Menschen einander viel ähnlicher, als sie oft scheinen. Sonst würde die Schauspielerei niemals funktionieren. Verlassen wir unsere Oberflächen und begeben wir uns in innere Räume, entdecken wir dort ähnliche Tapeten und ähnliches Mobiliar. »In unserem Persönlichsten finden wir das Allgemeinste«, resümiert der Psychologe Carl Rogers. In uns selbst finden wir das, was uns – über die verschiedensten Erfahrungen, Sichtweisen, Wahrnehmungen hinweg – miteinander vereint. Wir alle haben Ängste, Verletzungen, Sehnsüchte. Wir empfinden Freude, wir empfinden Trauer, Glück, Liebe, Lust und Scham. Das ist es, was uns tatsächlich ausmacht. Das ist das letztendlich wahrhaft Authentische unseres Wesens.

So betrachtet, ist die Schauspielerei ein Akt der größtmöglichen Annäherung. Der Versuch einer radikalen Überwindung des Andersartigen und der Versuch der Aneignung in seiner schönsten Form: sich anderen zu öffnen, sich von ihnen infiltrieren zu lassen, ohne sich selbst dabei zu verlieren. Um dabei zu erfahren, dass der eigene Blick auf das

Leben nur einer von vielen ist – und nicht die Wahrheit. Das verbindet. Über alle Unterschiede hinweg.

Schauspielerinnen und Schauspieler spielen. Immer. In der vollen Bandbreite des Menschseins. Nur danach sollten wir sie beurteilen. Nach ihrem Spiel. Ob sie vergessen machen können, dass sie nicht sind, wer sie vorgeben zu sein. Ob sie Menschen zum Lachen, zum Weinen, zum Denken und Fühlen bringen. Ob sie authentisch spielen, nicht ob sie authentisch sind. Denn machen sie es gut, vollbringen sie ein kleines Wunder. Sie verbinden die Menschen, die sie spielen, mit den Menschen, die ihnen dabei zusehen. Sie schlagen damit Brücken zwischen Menschen, die einander sonst fremd blieben.

Die Großaufnahme

Die Großaufnahme. Wir Schauspieler lieben und fürchten sie. Wenn unser Gesicht die gesamte Leinwand füllt und wir für wenige Momente die Verantwortung für den Film tragen. Ganz allein. Je öfter unser Gesicht groß im Bild erscheint, desto wichtiger sind wir für den jeweiligen Film.
Die Totale, eine Aufnahme der ganzen Szenerie, von der Weite, müssen wir uns hingegen teilen. Mit Kollegen und Gegend. Die Totale zeigt, wer, wo, wann, mit wem was macht, erklärt die Geografie der Szene und schafft Beziehung. Zum Ort und zwischen den Akteuren. In der Totalen wird man nicht zum Star. Die Großaufnahme jedoch gewährt einen Einblick in die Gedanken, in die Gefühle, in die Seele der Figur und damit ins Können des Schauspielers. In der Großaufnahme sieht man jedes Zucken, jedes Zittern, jede Unsicherheit. Äußerste Zurückhaltung, mimische Minimalistik, Gesichtsregungen im Mikrobereich sind hier gefordert. Ausdruckslosigkeit, die jedoch in ihrer Beredtheit Bände spricht. Die Großaufnahme ist ein schauspielerischer Hochseilakt. Sie erfordert absolute Konzentration. Sie erfordert absolute Wahrhaftigkeit.

Für die Großaufnahme wird das Licht neu gesetzt, die Kamera dicht vor den Schauspieler platziert, der Fokus neu gezogen. Die Maskenbildnerin kümmert sich um den letzten Feinschliff bei Make-up und Frisur. Wegen eines abstehenden Haars will man keine Einstellung wiederholen müssen. Nicht beim Drehen. Nicht bei dem Zeitdruck, der beim Drehen permanent herrscht.
Dann heißt es »Ton ab, Kamera läuft« – und die Klappe wird geschlagen. Kann der Schauspieler in der Totalen noch wie ein normaler Mensch agieren, muss er als körperamputierter Kopf nicht selten zu eigenartigen Tricks greifen. Mit der Schulter seines Gegenübers spielen oder auch mal mit dem

Rahmen der Kamera. Aus technischen Gründen. Des Blickwinkels willen. Nicht selten sind tränenreiche Ausbrüche, leidenschaftliche Liebeserklärungen, bebende Hasstiraden (alles ausdruckslos beredt natürlich) an das Ohrläppchen des Gegenübers gerichtet. Manchmal auch ins Leere, wenn sich die Kollegin, statt sich im Off anspielen zu lassen, schon in die Mittagspause verabschiedet hat. Beim Film muss man oft so tun als ob. Auch mal Heldentaten vor Greenscreen simulieren oder Autoverfolgungsjagden im Studio drehen. Die Herausforderung ist, als Schauspieler dabei nie an Wahrhaftigkeit, an Natürlichkeit einzubüßen. Was wiederum nur ein Beweis dafür ist, was wir alle wissen: Film ist Fake. Allerdings die adeligste Form von Fake. Man könnte auch sagen Kunst. Oder die mächtigste Art, Geschichten zu erzählen.

Je weniger man sich bewegt, je stiller man ist, desto sicherer wirkt man. Das gilt sowohl für das Spiel vor der Kamera als auch das Leben dahinter. Bin ich nervös, nicht bei mir, bewege ich mich mehr. Automatisch. Mein inneres Unbehagen äußert sich in meiner äußerlichen Unruhe. In stockenden Gesprächen zum Beispiel habe ich das Bedürfnis, meine Äußerungen mit großer Gestik zu unterstreichen, mit großer Mimik. Als vertraute ich meinen eigenen Worten nicht und müsste beteuern, dass ich tatsächlich meine, was ich sage. Nicht von ungefähr wirken ruhige Menschen meist souverän. Hysteriker meist inkompetent.

Stille hat Kraft, Stille impliziert Selbstvertrauen. Gelassenheit. John Wayne, Lauren Bacall, Clint Eastwood, Harrison Ford, Sigourney Weaver, Daniel Craig, Michelle Yeoh … Die großen Filmheldinnen und Helden bewegen sich nicht viel. Komiker und Komikerinnen hingegen lieben wir oft ihrer Tollpatschigkeit wegen. Aber selbst die Clowns dürfen sich vor der Kamera nicht austoben wie auf der Bühne. Ihre Bewegungen würden sonst den Rahmen sprengen. Vor der Kamera gilt es sich zu reduzieren, besser – sich zu verdichten. Es gibt Wesen, die eine ganz natürliche Begabung dafür mitbringen, die, im Leben völlig unscheinbar, vor eine Kamera gestellt, aufblühen. Ohne irgendetwas dafür zu tun. Oft auch ohne es zu wissen. Vielleicht gerade deshalb. Als fühlten sie sich erst dort artgerecht gehalten. Auf eine Leinwand projiziert, sprengen sie dann das Bild. Mit Charisma. Eine strahlende Natürlichkeit geht von ihnen aus, eine Art Magie. Immer wieder habe ich das erlebt. Und mich gewundert, wie mir der Kollege, die Kollegin im gemeinsamen Spiel, von Angesicht zu Angesicht nicht weiter aufgefallen sein konnte. Die Kamera hatte also eingefangen, was mit bloßem Auge nicht zu erkennen war. Die Kamera sieht alles, hatte mir eine Regisseurin mal gesagt, du kannst ihr vertrauen. Was mich beruhigen sollte, versetzte mich jedoch in Panik. Ich wollte nicht, dass die Kamera alles sieht, mich entblößt, der Welt meine Nervosität, meine Unsicherheit zeigt. Ich wollte, dass sie mich liebt. So wie all jene, die von der Leinwand herunter die Menschen zu verzaubern schienen.

Meine Anfangsjahre beim Film sollten sich allerdings als eine harte Schule erweisen. Ich kam von der Bühne. Laute Stimme, große Geste, Senden in den letzten Rang. Darauf war ich trainiert. Nicht auf Subtilität. Nicht auf Natürlichkeit. Mehr auf Originalität. Ich hatte gelernt, meine Rollen intellektuell zu analysieren, sie bewusst zu gestalten, mir, wenn sich die Gelegenheit bot, etwas Signifikantes zu ihnen einfallen zu lassen. Eine körperliche Behinderung, einen kleinen Sprachfehler, einen markanten Gang, einen eigenen Sprechrhythmus. Mein Ehrgeiz war es, selbst aus den kleinsten Rollen noch etwas Besonderes zu machen. Womit ich auf der Bühne oft punkten konnte, kam am Set jedoch nicht gut an. Dort wollte man nichts Besonderes von mir. Dort wollte man mich lediglich natürlich und einfach. Insbesondere in den kleinen Rollen wollte man mich unauffällig. Damit hatte ich nicht gerechnet. Darin war ich nicht geübt. In der Totalen konnte ich mich gerade noch zurechtfinden, die Großaufnahme sprengte ich regelmäßig. Nicht mit Charisma, sondern mit Grimassenschneiderei.

Ich wurde aufgefordert, weniger zu machen. Immer weniger, noch weniger und noch weniger. Am Ende wurde ich aufgefordert, nichts zu machen. Ich konnte aber nicht nichts machen, ich konnte das Machen nur mit aller Verzweiflung unterdrücken. Das Resultat war Erstarrung. Ausdruckslosigkeit, die jedoch tatsächlich ohne jeglichen Ausdruck blieb. Nichts spielte sich mehr ab bei mir, weder äußerlich noch innerlich. Ich war wie paralysiert.

Es hat eine Weile gedauert, bis ich die Gesetzmäßigkeiten im Spiel vor der Kamera durchschaute. Ich begriff, dass das allseits propagierte »Nichts-Machen« nicht tatsächlich hieß, nichts zu machen. Es bedeutete, während ich als Schauspielerin so tat als ob, nicht so zu tun als ob. Nichts-Machen war ein Synonym für Wahrhaftigkeit, für Natürlichkeit unter höchst künstlichen Umständen. Ich begriff, dass beredte Ausdruckslosigkeit nicht durch innere Leere, sondern durch innere Lebendigkeit entsteht. Durch echtes Zuhören, durch echtes Berührtwerden, durch echtes Reagieren. Durch all das, was in einem drinnen vorgeht, aber nicht nach außen dringt. Ich begriff, dass weder echte Tränen noch große Gefühle ein Garant für Echtheit sind. Beides kann man herauspressen. Wer aber berühren will, darf seine Gefühle niemals vorführen, muss gegen seine

Tränen ankämpfen – erfolgreich oder erfolglos. So wie eben auch im wahren Leben.
Ich begriff, dass Entspanntheit die Basis für alle Gefühle ist. Der Zustand, von dem aus man hysterisch, wütend, freudvoll, panisch, traurig werden kann. Der Zustand, zu dem man immer wieder zurückkehren muss, den man überhaupt nie ganz verlassen sollte. Beim Drehen. Und am besten auch im restlichen Leben. Ich begriff, wie viel Mut es braucht, einfach zu sein, und welche Kraft in der Mühelosigkeit liegt. Vor allem aber begriff ich, wie sehr ich davon überzeugt war, nicht zu genügen, und wie sehr ich mich daher anstrengte, mehr zu sein, als ich war. Und wie sehr mich genau das daran hinderte, eine gute Schauspielerin zu sein.

Ich begriff, dass es nicht die Kamera ist, der ich vertrauen muss, ich bin es selbst. Immer.

Dramolett
Wirklich nicht

Gebeugt schlurft er von der Straße herein, der große, hagere Mann. Gelangweilt mustert er die Gäste an den Tischen der feinen Konditorei. Verdrossen scannt sein Blick die Mehlspeisen in der Vitrine – und fällt schließlich auf mich, die ich gerade ein Mitbringsel für meine Mutter kaufe. Worauf er mir ein joviales »Ja, hallo!« widmet. Ich bezahle eilig.
»Wir kennen einander«, setzt der Fremde fort.
Ich antworte, mit dem Versuch eines Lächelns: »Glaube ich, ehrlich gesagt, nicht.«
»Doch, doch. Es fällt mir auch gleich ein, woher, haha.«
Das kann ich keinesfalls abwarten. Ich nicke einen Gruß und entferne mich, zwischen den hinter uns Wartenden, in Richtung Ausgang.
»Vom Architekturzentrum!«, schallt es hinter mir her.
Neugierige Augenpaare begleiten den Mann zu mir. Er schneidet meinen Fluchtweg ab. Ich schüttle den Kopf, bereits leicht gestresst. Er klatscht sich an die Stirn.
»Nein, falsch, Verzeihung – Sigmund-Freud-Universität.«
»Tut mir leid, mein Herr, Sie irren sich. Wir sind uns noch nie–«
»Ja, dann … klar, am Akademikerball! War ja ausgesprochen charmant heuer, nicht wahr?«
Das selbst gestellte Rätsel gelöst zu haben, erfreut meinen graumelierten Quälgeist sichtlich. Ich will ihm – und mir – angesichts der gespannt lauschenden Tortenvernichterinnen und Kapuzinerschlürfer die öffentliche Bloßstellung ersparen, ziehe ihn beiseite und flüstere:
»Ich war noch nie auf einem Ball. Aber es könnte sein, also, ist sehr wahrscheinlich, dass Sie mich aus dem Fernsehen kennen.«

Die trüben Augen des Alten weiten sich im Schock. Seine Nasenflügel beben angewidert. Seiner Kehle entringt sich ein heiseres, dennoch lautes »Na! Oba wirkli net!«.
Damit verlässt der beleidigte Bildungsbürger schnaubend das Lokal. Ich bleibe staunend stehen. Das Publikum diskutiert die mögliche Art meines unsittlichen Angebots.

Die Lücke

Die Lücke ist ein Hohlraum, dem etwas Freundliches anhaftet.
Die Zahnlücke, zum Beispiel. Hat man da nicht sofort ein niedliches Kind mit fehlendem Schneidezahn vor Augen?
Bei einer Erinnerungslücke denken wir an eine vorübergehende Unpässlichkeit des Gehirns – und nicht sofort an Demenz.
Eine Definitionslücke hat sogar etwas Kreatives. Etwas, das nicht definiert ist, lässt sich in viele Richtungen interpretieren.
Wegen einer Gesetzeslücke bricht nicht gleich das ganze Justizsystem zusammen.
Ein lückenhaft beantworteter Test muss nicht gleich ein »Nicht genügend! Durchgefallen! Setzen!« zur Folge haben. Er enthält auch gut oder richtig Beantwortetes.

Eine Lücke ist immer irgendwo dazwischen und daher immer begrenzt. Egal, wie groß sie ist, sie wird sich nie zu einem schwarzen Loch ausweiten. Schwarze Lücke? Eben. Noch nie gehört. Eine Lücke nimmt uns niemals die ganze Hoffnung. Selbst bei einer Milliardenlücke haben wir das Gefühl: Ach, die füllen wir auf. Kein Problem! Die Lücke ist ein feines Ding. Mir hat sie bereits große Dienste erwiesen. Als Schauspielerin. Es ist nämlich so …

Manche Rollen erfasse ich sehr schnell, beinahe rein intuitiv. Andere wiederum sind mir wesensfremd, leisten Widerstand, wollen sich von mir nicht so leicht erobern lassen. Die Sätze im Drehbuch liefern zwar Hinweise, aber keine präzise Anleitung, wie die Rolle zu spielen sei. Ich weiß dann manchmal nicht, was ich mit den Hinweisen machen soll. Es schwirrt mir der Kopf. In solchen Momenten wünsche ich mir einen Bauchladen, aus dem ich den zu verkörpernden Charakter herausholen und wie ein Ganzkörperkostüm über mich stülpen kann – et voilà, fertig. Diesen Bauchladen gibt's aber nicht. Zum Glück!

Der Prozess, das Fremde zum Eigenen zu machen, ist anstrengend, oft herausfordernd, mitunter sogar beängstigend. Zugleich ist er aber das eigentlich Aufregende an meinem Beruf: jene Seiten an mir zu kultivieren, die unterentwickelt sind. In Fertigkeiten, Haltungen, Gefühle einzutauchen, die ich noch nicht kenne. Das Intimste aus einer fiktiven Person herauszuschälen, die ich nicht bin.
Dafür muss ich Fragen stellen. An und über diese fiktive Person:
Wie redet sie? Was redet sie? Wie wird über sie gesprochen? Wie bewegt sie sich? Wie ist ihr Umfeld? Woher kommt sie? Wohin geht sie? Welcher sozialen Klasse gehört sie an? Wofür würde sie sterben? Wofür töten? Welche Ziele verfolgt sie? Welche Hindernisse hat sie dabei zu überwinden? Ist sie beruflich erfolgreich? Was ist ihre Sehnsucht, was ihr Bedürfnis? Welche Bücher hat sie gelesen? Welche Musik hört sie? Wäre sie ein Tier, welches wäre das? Kann sie tanzen, kann sie singen? Wovon ist sie beeinflusst? Wen liebt sie? Wen hasst sie? Was macht ihr Angst? Worauf ist sie stolz? Wo liegt ihr Schmerz, wo ihr Glück? Hat sie ein Geheimnis?

All das darf und – noch viel mehr – muss ich fragen, wenn ich den Menschen verstehen will, der im Drehbuch mit ein paar Worten beschrieben ist. Und genau hier kommt die Lücke ins Spiel. Jene Lücke, die zwischen einer Frage und ihrer Antwort entsteht.

Diese kostbare Lücke darf ich nicht sofort schließen wollen. Ich muss sie bewahren, beschützen und, noch besser –

ausdehnen. Es gilt, in die Lücke abzutauchen und dort geduldig zu verharren. Es gilt, die Fragen zu stellen, aber keine Antworten zu erwarten. Es gilt, jene Antworten, die – viel zu schnell, viel zu routiniert, viel zu eindeutig – auf mich einprasseln, vehement abzuwehren: *Was fällt dir zu Meer ein? Sand! Wie ist ein Mörder? Böse! Wer rettet die Prinzessin? Der Drache! Äh … nein, natürlich der Prinz.*

Die schnellen Antworten sind nicht unbedingt falsch, aber meist vorhersehbar. Im Alltagsleben können sie durchaus nützlich sein. Im Schauspiel allerdings führen sie oft zu klischeehaftem Verhalten. Was ebenfalls nicht unbedingt falsch sein muss. Es gibt Film- und Fernsehformate, die gerade dieses verlangen – Soap Operas, Sitcoms, manche Komödien etc. Dort muss das Böse eindeutig als böse, das Gute als gut erkennbar sein. Ohne Grauzonen, ohne Ambivalenzen. Situationswitz und Wortwitz brauchen ein solides Fundament. Zudem suggerieren solche Formate, dass die Welt nach eindeutigen, gängigen Maßstäben gemessen werden könnte – und erfüllen damit die große Sehnsucht der Menschen nach Einfachheit. Nicht zuletzt deswegen sind sie so beliebt.

Will ich aber als Schauspielerin meine Figur zu einem komplexen Menschen mit Widersprüchen, Ecken und Kanten erwecken, muss ich das Vordergründige, das mir sofort zu ihr einfällt, beiseiteschieben und freilegen, was sich dahinter verbirgt. Das braucht Zeit.
Ich muss die Ungeduld des Herzens eindämmen, das Nicht-Wissen aushalten und darauf vertrauen, dass die guten Antworten schon zutage treten werden. Aus unbekannten Sphären. Wann, wo und wie es ihnen beliebt.

Ich muss meine Fragen zur darzustellenden Figur mit in den Alltag nehmen, mit ihnen leben. Ich muss zulassen, dass sie meinen Blick auf die Welt allmählich neu ausrichten. Dass ich das Erlebte nicht mehr nur aus der eigenen, sondern auch aus der Perspektive meiner Rolle erfahre. Dass ich nicht mehr nur das sehe, was ich erwarte.
Ich entdecke plötzlich, was mir ohne diese Fragen nie aufgefallen wäre – den strengen Duktus der Blumenverkäuferin, den beschwingten Gang des Anwalts, den nervösen Blick der Nachbarin. Könnte ich da womöglich Anleihe nehmen für die Figur?
Die Bilder einer Ausstellung, langweilige Filme, belanglose Sätze, gehaltvolle Gedichte, Gespräche mit Freunden und mit Fremden – nichts ist mehr ohne Bedeutung. In allem können sich mir Hinweise, Andeutungen und Teile von Antworten auf meine Fragen offenbaren.

Irgendwann schlafe ich mit den Fragen ein und wache morgens mit ihnen auf. In der Nacht träume ich von ihnen. Mit der Zeit mehren sich die Eingebungen, Erkenntnisse, Aha-Erlebnisse zu meiner Rolle. Zu den unpassendsten Zeiten, an den erstaunlichsten Orten. Bei der Besteigung eines Hügels, beim Überqueren der Straße, beim Wegdösen im Theater, beim Erstellen der Steuererklärung, beim In-die-Luft-Gucken, beim Stehen in der Schlange an der Supermarktkasse. Setze ich die vielen Versatzstücke wie Steinchen in einem Mosaik zusammen, zeichnen sich nach und nach die unterschiedlichen Daseinsmöglichkeiten meiner Figur ab. Aber noch darf ich nichts forcieren, mich nicht festlegen, noch gibt es kein Richtig oder Falsch, kein »so ist sie«, nur viele »so könnte sie sein«.

Der Widerspruch ist Teil des Prozesses. Wenn ich ihn zulasse, zeigen sich mir Bilder jenseits meiner geordneten Erfahrung. Mit der Zeit nimmt das Abstrakte immer mehr konkrete Form an. Rutscht allmählich vom Kopf in den Körper, vom Körper in die Seele. Und, wenn es gut geht (was es nicht immer tut), ist es dann eines Tages so weit – wir kapitulieren voreinander, die Figur und ich. Sie richtet sich in mir ein, ich bewege sie, sie denkt mich, gemeinsam atmen wir. Dann wundere ich mich, dass ich überhaupt nach ihr suchen musste, so selbstverständlich ist sie mir. Als wäre sie niemals anders denk- und fühlbar gewesen.

Und wie ist das mit mir?
Weiß ich, wie ich mich selbst zu spielen habe?
Wie authentisch bin ich in meinem Leben, wie sehr vielleicht nur mein eigenes Klischee? Warum begegne ich mir selbst eigentlich nie mit derselben Neugier, mit demselben geduldigen Herzen, wie den Figuren, die ich spiele?
Warum übernehme ich mich von Tag zu Tag unbedacht wieder, ohne mich auf Wahrhaftigkeit zu prüfen?
Warum betrachte ich mich nicht als Gesamtereignis, das es zu erforschen gilt?

Ich habe immer nur Seelenteile von mir beleuchtet, wie erkrankte Organe. In psychotherapeutischen Sitzungen. Wenn es Probleme gab und daher dringend notwendig war. Aber auch dort habe ich die Fragen, die an mich gestellt wurden, zumeist viel zu schnell, viel zu routiniert beantwortet. Und seitdem nie wieder nachgefragt. Weil ich mich als gegeben hinnehme. Weil ich glaube zu wissen, wer ich bin und was ich von mir zu erwarten habe.

Woher komme ich, wohin gehe ich? Wofür würde ich sterben, wofür töten? Welche Ziele verfolge ich? Welche Hindernisse habe ich überwunden, welche muss ich noch überwinden? Wovon träume ich? Von welchen Träumen habe ich mich verabschiedet? Wo liegt mein Schmerz? Wo mein Glück? Beginne ich mir selbst auf den Grund zu gehen und jene Fragen an mich zu richten, die ich ansonsten meinen Figuren stelle, passiert etwas Eigenartiges.
Ich stelle fest, dass ich vieles nicht beantworten kann. Nicht auf Anhieb. Ich muss die Lücke zwischen Frage und Antwort gar nicht dehnen, sie dehnt sich von allein. Ich stocke. Und langsam zweifle ich, ob ich überhaupt weiß, wer ich bin.

Ich stehe in keinem Drehbuch. Es gibt keine Regieanweisungen, die mich beschreiben. Keine Worte, die mir jemand in den Mund gelegt hätte. Ich bekomme von außen keine klaren Hinweise zu meiner Person. Nicht einmal von mir selbst. Ich sehe mich ja nicht aus der Distanz. Ich sehe mich nicht so wie die Figuren, die ich spielen soll. Ich stecke tief in mir drin, bin mir selbstverständlich. Um mich zu erfassen, muss ich also den umgekehrten Weg gehen: mein Eigenes ein bisschen mehr zum Fremden machen. Ich muss mich von mir selbst losreißen. Zwischen mir und meiner Person eine Lücke entstehen lassen, über die hinweg ich mich – mit Abstand – selbst betrachten und mir selbst nachspüren kann.

Auf dem Weg zu den großen Fragen gilt es erst einmal die vermeintlich kleinen Fragen zu beantworten. Jene, die vor mir aufpoppen wie ein Dialogfenster auf dem Computer.
Was denke ich? Was sehe, taste, höre ich jetzt? Was fühle ich? Was macht mich gerade traurig, was fröhlich? Woher kommt dieses plötzliche Unbehagen? Woher dieses unerwartete Glücksgefühl? Ich wundere mich über mich selbst.

Wie oft und wie schnell ich mich doch verändere … Kein Gefühl hält es auf Dauer mit mir aus. Nie bin ich lang verzweifelt, traurig oder glücklich. Meine inneren Aggregatzustände wechseln ständig. Glaube ich gerade froh zu sein, dann ist es wahr – und doch auch wieder nicht. Selbst meine Grundstimmung gleicht einer unüberschaubaren Landschaft. Mit Bergen und Tälern, Flüssen und Steppen. Mit dunklen Wolken, die über blaue Himmel ziehen. Ob ich mich in meiner Grundstimmung bewege oder ob sie an mir vorbeizieht, weiß ich nicht zu sagen. Aber still steht nichts. Ich habe ununterbrochen neue Gedanken – die meisten sind banaler, als ich sie mir wünschen würde. Ich komme mir selbst kaum hinterher.

Manchmal kippt meine Grundstimmung sogar gänzlich, und ich werde plötzlich in eine völlig andere Gefühlslandschaft gekickt. Unlängst saßen wir gemütlich zusammen, mein Mann und ich. Wir aßen Selbstgekochtes zu Abend und unterhielten uns angeregt. Da läutet sein Handy. Er geht ran. Nach Sekunden wird seine Miene ernst. *Oh nein, wie schrecklich. Das tut mir so leid …*
Sofort fallen auch meine Mundwinkel herab, meine Augen weiten sich, eine kalte Eisenhand ergreift mein Herz. Ich spitze die Ohren, versuche zu verstehen, bin besorgt. Gleichzeitig denke ich mir: *So also reagierst du! So also fühlt sich plötzliche Sorge an. Das musst du dir merken …*
Ich spiele Leben. Das ist mein Beruf.
Alles, was mir passiert, kann von Bedeutung sein. Szenen, in denen man schlechte Nachrichten erhält, kommen in Drehbüchern immer wieder vor. Das Erlebnis vom Abendessen kann ich daher gut gebrauchen. Ich speichere es in meinem emotionalen Gedächtnis ab. Für irgendwann.

»Bereits als junge Erwachsene haben wir alle Gefühle erlebt, die es zu spielen gibt, die guten wie die schlechten«, behauptete eine meiner Schauspiel-Lehrerinnen. Auch wenn wir nie gemordet hätten, wüssten wir tief drinnen, wie es sich anfühlt zuzuschlagen, zuzustechen, jemanden zu erwürgen. Unsere Aufgabe beim Schauspiel sei es, die zur jeweiligen Rolle passenden Gefühle ans Tageslicht zu holen. Sie dort sein zu lassen. Mit ihnen zu spielen. Die Gefühle wären uns dafür sehr dankbar und würden uns von diesem Augenblick an nicht mehr aus dunklen Seelentiefen behelligen.
Fazit: Unsere Gefühle wollen wahrgenommen und anerkannt werden. Tun wir das, sind sie pflegeleicht – behauptete zumindest meine Lehrerin.

Ich mochte diesen Gedanken in seiner Radikalität. Ich konnte ihn von Anfang an ziemlich gut umsetzen. Im geschützten Rahmen meines Berufes. Für mein privates Leben scheint mir der Gedanke jedoch ungeeignet. Ich weiche unangenehmen Gefühlen gern aus. Ich will sie nicht haben. Lenke mich schnell von ihnen ab.
Mit den großen Fragen im Rucksack und den kleinen Fragen vor mir kann ich meine unangenehmen Gefühle aber nicht mehr so leicht verdrängen.
Angst, Wut, Zorn, Frust, Trauer, Enttäuschung, Hass, Rache – schon allein, dass ich ihnen Namen gebe, macht sie mir vertrauter. Ich ertrage sie leichter, sie machen mir weniger Angst. Es ist ein gutes Gefühl, sich seinen Gefühlen gewachsen zu fühlen.

Halte ich das Unangenehme aus, gewinnt das Angenehme automatisch an Wert. Ich lasse daher meine Freude, meine Lust und mein Glück nicht mehr leichtfertig an mir vorüberziehen. Mein bewusster Umgang mit mir selbst eröffnet neue Möglichkeiten. Zum Beispiel in den Beziehungen zu schwierigen Menschen. Wenn diese Schwierigen bislang meine (ihnen bekannten) Knöpfe drückten, handelte ich immer sofort und immer gleich. Auf deren Aktion folgte meine Reaktion. Ohne Innehalten. Automatisch. Ein Rennen, bei dem ich nur verlieren konnte. Weil ich am Ende regelmäßig in dieselbe Sackgasse fuhr. Dorthin, wo mir nichts anderes übrigblieb als zu sagen: »Tja, so sind sie eben, die Welt, die Menschen und das Leben. Nichts zu ändern daran.« Das stimmt aber nicht, lehrt mich mein bewusster Umgang mit mir selbst. Die Welt liegt nicht fertig vor meiner Haustür und wartet darauf, von mir entdeckt zu werden. Mit jedem Schritt, mit jedem Atemzug erschaffe ich sie mit, bin an ihrer Gestaltung beteiligt.

Aktion – Lücke – Reaktion. Erst im Innehalten erkenne ich, dass ich nicht gezwungen bin, so oder so zu handeln. Ich kann die Stimme erheben oder ruhig bleiben. Die anderen in Grund und Boden reden oder zuhören. Mich den anderen gegenüber öffnen oder sie abwehren.
Ich habe die Wahl. Bin in jedem Augenblick frei, mich zu entscheiden.
Reagieren wir in eingespielten Beziehungen ausnahmsweise nicht sofort und demnach anders, entsteht Irritation. Weil nicht eintritt, was erwartet wurde, kann auch das Altbewährte (bzw. das alte Nicht-Bewährte) plötzlich nicht mehr greifen. Der Ausgang der Situation wird mit einem Mal ungewiss. Die Aufmerksamkeit steigt. Auch unser Gegenüber muss neu denken, sich neu verhalten. Die Spielroutine hilft nicht mehr, und das Unmögliche geschieht – für einen Augenblick haben wir die Chance, einander neu zu begegnen.

Ich glaube zu wissen, wer ich bin, wer die anderen sind. Wie ich mich ihr oder ihm gegenüber zu verhalten habe. Aber ebenso, wie sich alles in mir permanent verändert, verändert sich auch alles vor mir. Um adäquat auf die anderen zu reagieren, muss ich aufhören, ständig in die alten Karten im Kopf zu schauen. Ich muss mit den lebendigen Menschen vor mir kommunizieren. Wer live gesehen wird, im gegebenen Moment, wie er oder sie tatsächlich ist, fühlt sich wahrgenommen. Das macht dankbar und friedlich.

Das enge Korsett meiner Denk- und Handlungsmuster lässt sich aufschnüren. Die leidvolle Wiederholung, der alte Trott entstehen aus meiner immer gleichen Sicht auf die Dinge – nicht, weil sich die Dinge tatsächlich immer gleich wiederholen. Ändere ich meinen Blickwinkel, meine Haltung, bleiben die Fakten dieselben – und sind es doch nicht. Ich sehe Aspekte an ihnen, die ich davor nie zugelassen habe. Weil ich das Geschehene nicht mehr mit Routine handhabe, sondern mich im Moment davon berühren lasse. Plötzlich stehen mir viel mehr neue Informationen zur Verfügung und damit viel mehr Möglichkeiten zu reagieren.

Und? Was nützt mir das jetzt, über den heutigen Alltag hinaus? Was ist mit den großen Fragen, und den Antworten darauf? Habe ich sie zufällig so, über die kleinen Fragen hinweg, gefunden?
Der große Literat Rainer Maria Rilke fällt mir ein, konkret sein *Brief an einen jungen Dichter.* Darin stehen Zeilen, die mich beim ersten Lesen zu Tränen gerührt haben:
»Ich möchte Sie bitten … die Fragen selbst liebzuhaben … Leben Sie jetzt die Fragen. Vielleicht leben Sie dann allmählich, ohne es zu merken, eines fremden Tages in die Antwort hinein.«

Als Schauspielerin brauche ich Antworten. Irgendwann. Spätestens, wenn ich vor der Kamera stehe. Ich kann mir nicht ewig Zeit lassen. Irgendwann muss ich entscheiden, wer und wie meine Figur ist. Dieselbe Rolle würde allerdings in zehn Jahren, bei einem Remake, ganz andere Fragen aufwerfen und ganz andere Antworten provozieren. Ich würde sie ganz anders spielen.

Als die private Proschat habe ich Zeit. Ich kann mich, sollte ich das wollen, ein Leben lang spielerisch selbst finden. Die großen Fragen geben mir dabei eine Orientierung. Sie beeinflussen meine Wahrnehmung und Erfahrung und lenken meine Aufmerksamkeit ins Hier und Jetzt. Die Antworten, die sie hervorbringen, sind nur vorläufig. Sie ändern sich mit mir. Sie sind Momentaufnahmen, mehr nicht. Keine festgefügten Definitionen, zwischen denen ich mich einmauern muss.

Vor allem lassen die großen Fragen Lücken entstehen. Ab und an. Da und dort. In diese Lücken kann ich mich zurückziehen und kurz verschnaufen. Mich von meinen festgefahrenen Fertigkeiten und Haltungen befreien. Die Lücke ist der Ort, wo Gewissheiten sich auflösen. Der Ort, wo ich mich, sollte ich das wollen, immer neu erfinden kann. Die Lücke ist nicht nur harmlos und freundlich, sie hat Kraft. Sie birgt immer eine Chance auf einen Neuanfang. Sie ist ein Ort der unendlichen Möglichkeiten.

Welche dieser Möglichkeiten ich zu meinen Wahrheiten mache, wird sich eines fremden Tages weisen. Wenn ich – wie Rilke es so unvergleichlich sagt – die Fragen liebgehabt und in meine Antworten hineingelebt habe.

Dramolett

Meine Frau hat Sie erkannt

Irgendwo in einer ostdeutschen Kleinstadt. (Das ist nicht despektierlich gemeint, mein Gedächtnis neigt nur zur Unzuverlässigkeit.) 2008, beim Dreh des Michael-Niavarani-Kinofilms Salami Aleikum. *Ich stehe gerade nicht als dessen Ehefrau vor der Kamera, sondern wandere durch die architektonisch obligate Fußgängerzone. Bemerke, dass mir ein älterer Mann nachläuft, der mich schließlich mit einem atemlosen »Moment, bitte!« zum Stehen bringt. Ich schaue ihn freundlich fragend an.*

»Entschuldigen Sie, aber … meine Frau hat Sie erkannt.«

Er zeigt auf eine robuste Blonde, Mitte sechzig. Sie sitzt im nahen Straßencafé und löffelt, der Umwelt abhandengekommen, an einem gewaltigen Turm von Eis, mit Sahne und allen Schikanen.

»Sie sind doch diese Schauspielerin, beim Bullen von Tölz, richtig?«

»Sie meinen, beim letzten Bullen«, korrigiere ich höflich.

»Kann ich vielleicht 'n Autogramm? Nich' für mich, für meine Frau. Die ist 'n voller Riesenfan von Ihnen.«

Der Mann zeigt wieder auf seine Frau. Die uns noch immer keines Blickes würdigt, sich dem Fundament des Eisgebäudes nähert.

»Das tut mir jetzt echt leid«, sage ich, mit durchaus aufrichtigem Bedauern, »ich habe gerade keine Autogramm-Karten dabei. Wenn Sie mir aber Ihre Adresse geben –«

Der brave Ehemann wendet sich abrupt ab, ruft laut: »Hey, Elke! Sie hat keine Autogramm-Dings dabei. Aber sie schickt dir eine zu, wennste magst!«

Elke hebt widerstrebend ihren Kopf aus dem Eisbecher. Mustert mich einen Moment. Bedenkt mich dann mit einer

verächtlichen Handbewegung. »Nee, Ede, dann lass mal!«, schnarrt sie und beginnt die letzten Reste aus dem Eisbecher zu kratzen.
Ede schenkt mir einen hilflos traurigen Blick. Zuckt die Achseln. Eilt zurück zu seiner Kalorienbombe. Ich setze meinen Weg fort. Lege in Gedanken das Frustpotenzial von Partnerschaften gegen den Erfahrungsreichtum von Popularität auf die Waagschalen. Bin froh, auf der leichteren Seite zu sein.

Bis ins hohe Alter

»Jetzt wo die Kinder aus dem Haus sind, kann ich endlich wieder arbeiten gehen.« Diesen Satz habe ich als Internistin Nasrin Fichtel im *Alphateam* gesagt. Meine erste Serie, die ich im Jahr 1999 gedreht habe. Mit »aus dem Haus« meinte ich nicht »im Kindergarten«, ich meinte »ausgezogen und auf eigenen Beinen stehend«. Ich war damals 32 Jahre alt und fungierte – ohne dass es jemals direkt ausgesprochen worden wäre – als eine Fünfzigjährige. Niemand sah darin etwas Ungewöhnliches. Am wenigstens ich selbst. Auch nicht, wenn ich die Frau oder Geliebte von Männern spielte, deren Tochter ich hätte sein können.

Dieser Trend hat sich inzwischen deutlich verändert. Nicole Kidman (*Babygirl*), Anne Hathaway (*Als du mich sahst*), Laura Dern (*Eine Liebe in Marokko*), und Léa Drucker (*Im letzten Sommer*) leisten sich in ihren zuletzt erschienenen Filmen Affären mit weitaus jüngeren Männern. Sie spielen darin keine Heiligen, keine Huren, sondern Frauen aus saftigem Fleisch und Blut. Die begehren und begehrt werden. Das war vor ein paar Jahren so noch nicht möglich. Nicht in dieser Häufigkeit. Nicht in dieser Unverblümtheit. Heute kann man sich der überbordenden sexuellen Energie der mittelalten Frau auf der Kinoleinwand nicht mehr erwehren.

Betrachtet man unsere »modernen Zeiten« jedoch etwas genauer, stellt man fest, dass sie vorgeben, anders zu sein, und dabei im Grunde bleiben, wie sie immer schon waren. Das liegt nicht an den Zeiten, es liegt an den Tricks der Industrie.
Die Traumfabriken besetzen mittlerweile keine dreißigjährigen Frauen mehr, die über Fünfzigjährige spielen. Sie besetzen über fünfzigjährige Frauen, die aussehen wie dreißig,

aber über Fünfzigjährige spielen, die sich wie Dreißigjährige benehmen. Was man den Damen – sähen sie tatsächlich aus wie über Fünfzigjährige – eher übelnehmen würde. Ein beeindruckendes Beispiel für die Erzeugung von Sehgewohnheiten.

Früher waren es die Supermodels, die mir das Leben als Teenager schwer machten, indem sie ein unerreichbares Frauenideal vorgaben. Heute sind es die Nicoles, Demis, Annes, Lauras, die mir die Hoffnung nehmen, mich irgendwann aus dem Wettlauf mit der Zeit ausklinken zu dürfen. Fühle ich mich als »Ü-50-Frau« von ihnen auf der Leinwand repräsentiert? Suggerieren sie mit ihren faltenlosen Gesichtern und ihren makellosen Körpern, an denen die Zeit spurlos vorbeigerauscht zu sein scheint, nicht viel mehr, dass man knitterfrei schön und ewig jung aussehen muss? Dass man nur dann Anspruch darauf hat, begehrt zu werden – von Menschen im Allgemeinen, von jungen Männern im Besonderen?

Diese Filme bestätigen hauptsächlich, was die Frauen unserer Gesellschaft immer schon wussten. Wir dürfen zwar alt werden, aber um Himmels willen nicht alt aussehen. Mittlerweile nicht mal mehr mit sechzig, nicht mit siebzig, auch nicht mit über achtzig – siehe Jane Fonda. Warum? Because we can! Die Schönheitsindustrie macht's möglich. Im Nu sind wir geschnitten, gespritzt, gerafft, gestrafft! Vorausgesetzt, wir haben genug Geld und vor allem eine ausgeprägt masochistische Ader, um all die Entbehrungen und Quälereien zu erdulden, mithilfe derer wir uns konservieren dürfen. Wenn man allerdings Pech hat, gehen die Eingriffe schief und dann wird man von der Öffentlichkeit schadenfroh belächelt oder moralinsauer mit dem ewig allgemeinplatzenden Ruf nach »Altern in Würde« kommentiert.

Apropos Altern in Würde! Vor kurzem hatte ich ein Aha-Erlebnis. Ich saß mit meiner Freundin im Café, als ein Mann das Lokal betrat und unsere Aufmerksamkeit auf sich zog. Sein Haarteil war wie ein müder Topflappen schief über sein kahles Oberhaupt drapiert und wies weder in Struktur noch Farbe eine Übereinstimmung mit seinem restlichen Haarkranz auf. »Warum tragen Männer eigentlich Toupets?«, flüsterte ich meiner Freundin kopfschüttelnd zu. »Man erkennt doch immer, dass die nicht echt sind!« »Das stimmt nicht!«, widersprach sie mir, auch flüsternd. »Man erkennt nur die schlecht gemachten Toupets, die gut gemachten erkennt man eben nicht.«

Ähnlich wie mit den Toupets verhält es sich mit kosmetischen Eingriffen. Sind sie geglückt, fallen sie uns nicht auf. Die schiefgegangenen Sanierungsversuche sind es, die uns ins Auge stechen. Die grotesk entstellten Gesichter der Wiederholungstäterinnen, aus denen jegliche Individualität entfernt worden ist. Die belustigen uns, regen uns auf, manchmal tun sie uns aufrichtig leid. Was ist bloß aus Meg Ryan geworden?! Sie war so ein bezauberndes, hübsches Mädchen! Und jetzt? Schrecklich! Dabei bemerken wir nicht, dass wir die Qualität des Eingriffs, nicht den Eingriff selbst kritisieren. Die operierte Meg Ryan mit der jungen Meg Ryan zu vergleichen ist unfair. Wir müssten sie mit der natürlich gealterten in Relation setzen – was nicht geht, weil es diese eben nicht gibt. Aber könnten wir es, würden wir sehr wahrscheinlich feststellen, dass auch die »in Würde gealterte« Meg uns nicht passen würde.
Wir verzeihen unseren Leinwandgöttinnen einfach nicht, wenn sie wie profane Menschen verfallen. Egal ob operiert oder natürlich gealtert.

Visuelle Schönheit mag uns wie ein oberflächliches Phänomen anmuten, ihre Wirkung geht jedoch tief. Schöne Menschen haben es nicht nur in meinem Beruf besser, sondern auch im alltäglichen Leben. Das belegen unzählige wissenschaftliche Studien. Sie werden für intelligenter, erfolgreicher, kompetenter und charmanter gehalten als der Rest der Menschheit – und längst nicht bei allen stellt sich heraus, dass sie es vielleicht gar nicht sind. Selbst Mütter gehen inniger mit ihren hübschen Babys um. Babys schauen länger in Gesichter, die attraktiv sind, was vermuten lässt, dass Schönheit nicht nur im Auge des Betrachters liegt, sondern nach objektiven Maßstäben gemessen werden kann. In einer dezenteren oder plumperen Art gehen wir alle in die Knie vor der Schönheit, ob wir wollen oder nicht.

Aber man kann sich nun mal nicht auf sie verlassen. Nicht ausschließlich. Denn sie vergeht dann meist doch. Irgendwann. Und dann? Wenn einem genommen wird, wodurch man ein Leben lang definiert worden ist? Wenn mit der Schönheit auch all die Vorteile, die mit ihr einhergingen, die Aufmerksamkeit, die Bewunderung, das Anhimmeln, verschwinden? Wie geht man damit um, wenn man seine Seelenmuskeln nicht trainiert hat für das Alter, die harten Zeiten, von denen man wusste, dass sie kommen würden, und die man dennoch nicht erwartet hat. Weil ein Leben lang alles so leicht ging, weil einem alles zugeflogen ist? Stellt sich Schönheit dann im Nachhinein als eine Falle heraus?

Wer sich nie anstrengen muss, wächst auch nicht über sich selbst hinaus, erkennt nie sein wahres Potenzial. Dann kann es leicht passieren, dass man übersieht, was man noch alles hätte sein können. Als Frau. Außer schön. Schön und smart zum Beispiel. Oder nur smart. Oder lustig.

Apropos, warum sind schöne Frauen so selten lustig? Die Models auf Plakaten, die Stars auf dem roten Teppich zum Beispiel. Sie bedienen sich oft eines Einheitsausdrucks – affektiert, künstlich, unnahbar. Als wären sie in die Geiselhaft ihrer eigenen Wirkung geraten. Aber vielleicht schließen einander Humor und Schönheit auch aus. Das, was komisch ist, sind die Fauxpas, das Ungeschickte, das Scheitern. Es sind unsere Unzulänglichkeiten, die uns erheitern, nicht das Perfekte. Blödelnde Frauen machen zudem oft auch Angst. Selbstironie zeugt von einer gewissen Distanz zu sich selbst, auch von Intelligenz. Jemanden, der sich selbst zum Deppen macht, kann man schwer vorführen.
Vielleicht ist das Schmähführen auch deswegen eine männliche Domäne, wo Frauen hauptsächlich als lachfreudiges Publikum, nicht gerne als Akteurinnen gesehen werden.

Aber zurück zum Altern. Wie hält man es aus, wenn man quasi vor laufender Kamera altert? Beobachtet und kommentiert wird? Greta Garbo und Marlene Dietrich haben sich zurückgezogen. Nicht nur von der Kamera, sondern von der Welt. In verhältnismäßig jungen Jahren. Um als Göttinnen in Erinnerung zu bleiben und nicht als Normalsterbliche zu enden. Sich zu verstecken, war ihre Art in Würde zu altern.

Ich bin zuweilen erstaunt, wenn ich mich auf dem Bildschirm oder auf der Kinoleinwand sehe. Mein Blick auf mein Gegenüber im Spiegel fällt deutlich gnädiger aus als jener auf die Person, die von der Kamera eingefangen wurde. Manchmal im schlechten Licht, mitunter in die Breite gedehnt, von der High-Definition-Kamera bis in die Poren bloßgestellt. Aber vielleicht ist es auch nur der distanzierte Blick, der mich erkennen lässt, was mir in meinem Alltag nie so deutlich auffällt: Ich bin nicht mehr die, die ich glaube zu sein. Das, wovor man mich vor vielen Jahren schon gewarnt hat, tritt tatsächlich ein. Meine äußerliche Attraktivität schwindet. Schon länger. Ich gebe zu, dass es Tage gibt, an denen ich damit hadere. Dann kann ich sie ein bisschen verstehen, die Gretas und Marlenes dieser Welt. Manchmal will auch ich mein Gesicht nicht mehr teilen. Mit der Öffentlichkeit und ihrer Kritik.

Natürlich könnte ich versuchen, meine Altersmakel zu beheben. So gut es eben geht. Sobald an einer Ecke etwas fixiert ist, an einer anderen wieder etwas reparieren. Und nach und nach zu immer potenteren Mitten greifen, um zu eliminieren, was sich immer schwerer eliminieren lässt. Aber wie lange lasse ich mich optimieren? Ich werde ja nicht nur an Attraktivität verlieren, es werden Schmerzen kommen, körperliche Beeinträchtigungen, ich werde schlechter sehen, schlechter gehen. Irgendwann muss ich ohnehin alles lassen. »Die Zeit ist der größte Serienmörder aller Zeiten«, habe ich Eckhart Tolle einmal sagen hören. Am Ende bringt sie uns alle zur Strecke. Wir entkommen ihr nicht.

Ist es unter diesen Umständen nicht klüger, bewusst Abschied zu nehmen? Von dem, was nun mal schwindet. Die pralle und strahlende Haut, die Festigkeit der Glieder, die Frische des Teints, das samtige Haar. Und anzunehmen, was nun mal nicht zu vermeiden ist. Die Falten, Hängebäckchen und Dellen. Die narzisstischen Verletzungen auszuhalten, bis sie nicht mehr wehtun. Oft waren es gerade die in Demut ertragenen Kränkungen, die mir einen neuen Weg zeigten. In eine neue Etappe meines Lebens, zu einem neuen Umgang mit mir.

Ich will die Zeit, die mir bleibt, nicht mehr hinter mir selbst herhecheln und dabei nie ankommen. Ich will nicht mehr dauerempört sein über mich und mein Aussehen. Mich stundenlang im Fitnessstudio quälen, nutzlose Cellulitis-Behandlungen über mich ergehen lassen, Vermögen in vermeintliche Wundercremen investieren. Ich will keine hohen Absätze tragen und mir weiterhin meine Füße ruinieren, Schmerzen ertragen und mir dabei sagen, »Schönheit muss leiden«.
Ich habe es zu lange getan und war selten glücklich dabei. Ich will mich nicht als Versagerin fühlen, weil ich altere. Als hätte ich die Bringschuld, ewig jung zu bleiben und schön zu sein. Ich will keinen Krieg mehr. Weder mit mir noch mit irgendeinem Schönheitsdiktat oder fremdgesteuerten Projektionen. Ich will lernen, anzunehmen, was die Zeit aus mir macht. Mit Staunen und Neugier. Mit Lächeln und Lachen. Über mich. Ich will lernen, mich lieb zu haben. So wie ich bin.

Dafür muss ich mich von vielen Vorgaben befreien, die ich ein Leben lang unhinterfragt zu erfüllen versucht habe. Ich muss erfahren, wer ich jenseits meines Geschlechts bin, um zu wissen, wer ich als Mensch sein will. Ich muss meine Aufmerksamkeit verschieben. Von außen nach innen. Von dem, was die Welt für wichtig hält, zu dem, was mir am Herzen liegt. Nachspüren, was mich tatsächlich ausmacht. im Tiefsten und Innersten.

Erstaunlicherweise stelle ich dann nämlich fest, dass mich Schönheit nie besonders interessiert hat. Die Frauen, die mich beeindruckten, taten es selten wegen ihres Äußeren. Es waren vielmehr diejenigen, die an den Beurteilungen der anderen einfach vorbeizuleben schienen. Sie waren mit viel Wichtigerem beschäftigt.

Mit der »richness of my imagination, developing my mind«, wie zum Beispiel Patti Smith über ihre jungen Jahre erzählt. Patti war nie schön. Nicht im gängigen Sinne. Was sie zu bieten hat, ist weit mehr und weit interessanter als ein glattes Gesicht.
Dasselbe gilt für Laurie Anderson, Fran Lebowitz, Emma Thompson, Zadie Smith, Meryl Streep, Arundhati Roy und unzählige andere wunderbare Frauen. Sie mögen schön sein oder auch nicht – egal. Was sie auszeichnet, ist ihr Intellekt, ihre Kreaitivität, ihr Talent. Ihre Suche nach ihrem ureigenen Ausdruck. Unberührt von den Vorgaben der anderen. Was sie schreiben, singen, reden, spielen, denken, kreieren, fällt der Zeit nicht zum Opfer, sondern erblüht in ihr, wird reicher und noch besser. Von diesen Frauen habe ich mich nie unter Druck gesetzt gefühlt. Sie sind es, die mich inspirieren – so viel mehr als die vermeintlich ewig Junggebliebenen.

Was für ein eigenartiges Ideal das doch ist, ewig jung bleiben zu wollen. Sägen wir damit nicht selbst den Ast ab, auf dem wir sitzen? Zumindest all diejenigen, die nicht in jungen Jahren sterben? Betrachte ich mein Altern etwas genauer, erkenne ich darin ja nicht nur Verlust, sondern auch Gewinn – an Selbstsicherheit, Ruhe und Gelassenheit. Vieles, wovor ich mich ein Leben lang gefürchtet habe, erschreckt mich heute kaum mehr.

Dass sich Männer nicht mehr nach mir umdrehen – ich vermisse es nicht. Dass ich das Wort »schön« viel seltener, dafür aber »Für ihr Alter sind Sie ja noch …« viel öfter höre, stört mich nicht. Dass mich besonders Gewitzte »junge Frau« nennen und damit konstatieren, dass ich eben keine mehr bin, mir aber gleichzeitig unterstellen, dass ich gerne noch eine wäre – es bringt mich zum Schmunzeln! Dass ich nicht mehr primär durch meine Attraktivität auffalle, entlastet mich. Es nimmt mir den Druck, auffallen zu müssen. Aber habe ich damit auch den Anspruch darauf verloren, begehrenswert zu sein – für Menschen im Allgemeinen, für junge Männer im Besonderen?

Wissen wir es denn nicht alle besser? Haben wir denn nie jenseits von gängigen Schönheitsvorstellungen begehrt? Oder sind begehrt worden? Nicht immer wird Lust von festen Muskeln, straffer Haut und samtigem Haar erzeugt. Oft ist es die Tiefe eines Blickes; das Versprechen eines Lächelns; ein Duft, der einem in den Kopf steigt; ein Lachen, das einem den Verstand raubt; ein kluger Satz aus einem klugen Mund.

Ich kenne ältere Frauen – manche mehr, manche weniger attraktiv – die ein reges Liebesleben haben. Mit gleichaltrigen, älteren und jüngeren Männern und Frauen. Es sind ihre Erfahrungen hinter den Falten, die überwundenen Verletzungen, ihre Reife, Warmherzigkeit und Intelligenz, die sie so anziehend machen. Sie nehmen sich, was sie wollen. Bekommen sie es nicht, antworten sie mit einem Lächeln. Sie haben keine Angst mehr, sich zu blamieren. Sie kennen sich besser, sie trauen sich mehr, sie verbieten sich weniger. Deswegen erleben sie auch ihre Lust intensiver. Welcher junge Mensch kann das von sich behaupten?

Begehren und Begehrtwerden kennt wesentlich mehr Spielarten, als uns die Filmindustrie glauben machen will. Das Reale ist zuweilen aufregender als die Fiktion. Würden wir reifere Frauen uns in allen Facetten auf der Leinwand wiedererkennen, als lebendige, authentische, auch aufregende Wesen, fiele es uns leichter, uns anzunehmen, wie wir sind.

Wir würden nicht werden wollen, wie wir ohnehin schon mal waren – jung.

Die an uns Frauen so leichtfertig gerichtete Forderung »In Würde altern« setzt voraus, dass wir unsere Vorstellungen von Schönheit und Jugend überprüfen. Dass wir sie ersetzen durch einen revolutionären Blick, der nicht nur im Glatten, sondern auch im Gelebten seinen Reiz sieht.
Es ist zu befürchten, dass wir davon leider noch weit entfernt sind.
Vielleicht muss ich mit gutem Beispiel vorangehen und mein alterndes Gesicht weiterhin mit dem Publikum teilen, trotz aller Kritik. Wir werden es schon überleben. Das Publikum und ich.

Maske und Kostüm

Die Maskenbildnerin verwandelt mein verschlafenes Gesicht in das einer Frau, die ich nur entfernt wiedererkenne.
Wenn ich anschließend in der Garderobe den Wonderbra anlege, die enge Bluse anziehe, in den Hosenanzug und die Stilettos schlüpfe, habe ich kaum mehr etwas gemein mit der Person, die noch vor kurzem im Oversized-Pullover, flachen Schuhen und zerzausten Haaren am Drehort aufgetaucht ist.
Lande ich dann am Set, in einem von den Ausstatterinnen und Ausstattern eigens ausgedachten Szenenbild – passend zur Zeit, zur Situation, zur Geschichte, die wir erzählen –, werden die Bilder meiner Fantasie immer mehr zur Wirklichkeit.
Zwischen dem »Action« und dem »Cut« der Regie entsteht eine neue Variation von Leben.
Immer wieder ein Wunder! Ich werde mich nie daran gewöhnen. Hoffentlich.

Die Macht guter Geschichten

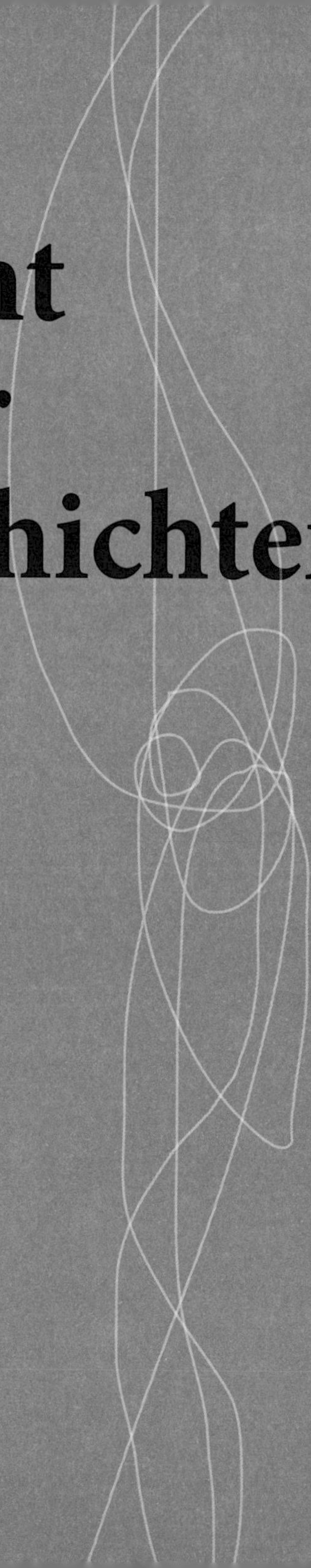

Ich bin leidenschaftlich leidenschaftlich. Oder besser, ich wäre es gerne. Leider reicht meine Energie dazu nicht aus, sie ist schnell aufgebracht. An schlechten Tagen bereits beim Aus-dem-Bett-Steigen. Lange habe ich mich gegen meine Konstitution gewehrt. Erfolglos. Schon als junges Mädchen konnte ich keine Nächte durchmachen. Sosehr ich mich auch bemühte. Diskotheken verursachten mir Migräne, Alkohol und Zigaretten Übelkeit, der bloße Gedanke an Drogen Panikattacken. Ich habe diverse Lebensmittelunverträglichkeiten, ertrage Lärm und Menschenansammlungen schwer, ermüde oft plötzlich, brauche Unmengen an Schlaf und viel Zeit allein für mich, um mich wieder zu erholen. Von den Erschwernissen des Alltags. Krieg ich diese nicht, werde ich unrund.

»Zu wenig Chi«, hat mir mal eine TCM-Therapeutin vor den Latz geknallt. »Was kann ich dagegen tun?«, fragte ich besorgt. »Das Chi, das Ihnen fehlt, wird einem mitgegeben, von Geburt an. Manchen mehr, manchen weniger, Ihnen – kaum. Gehen Sie achtsam damit um. Was verbraucht ist, ist verbraucht.« So macht man keine Karriere als Sex-Drugs-and-Rock-'n'-Roll-Queen. Das muss ich akzeptieren. Leider.
Was bleibt mir anderes übrig? Ich wäre auch lieber cool, bin aber nun mal ein filigranes Pflänzchen, selbst wenn man es mir nicht ansieht. Ich muss sparen. Mit mir. Vielleicht ist meine Sehnsucht nach Geschichten auch deshalb so ausgeprägt. Sie bringen Aufregung in mein ruhiges Leben, lassen mich an den Erfahrungen anderer teilhaben, die ich mir selbst vielleicht nie zumuten würde.

Spiegelneuronen sind dabei sehr hilfreich. Die feuern im eigenen Inneren ab, wenn man im Äußeren etwas beobachtet. Spiegeln also neuronal wider, was man sieht. Bei mir sind

diese Neuronen besonders stark ausgeprägt. Sehe ich jemanden weinen, weine ich automatisch mit. Lacht jemand, muss ich mitlachen. Ist jemand besorgt, mache ich mir auch gleich Sorgen.
Man könnte mich als ich-schwach bezeichnen. Ich bevorzuge das Etikett: empathisch.
Ins genial Absurde geführt hat diese Fähigkeit Woody Allen, in seiner Rolle des Zelig (1983, im gleichnamigen Film): ein Mann, der sich bis zur Unkenntlichkeit an seine Umgebung anpasst. Gestalt, Alter, Hautfarbe, Sprache, selbst die Talente, Stärken und Schwächen der Menschen in seiner Nähe annimmt. So schlimm ist es bei mir nicht. Ich bin bloß sehr gefühlig. Ein Vorteil für mich als Schauspielerin. Im normalen Leben kann das mitunter anstrengend sein.

Als Rezipientin von Geschichten allerdings bin ich kaum zu toppen. Ein gutes Buch beispielsweise kann mich derart in seinen Bann ziehen, dass ich, am Bahnsteig sitzend, meinen Zug versäume. Ich kann mich in Formulierungen verlieren. Von der Erhabenheit gewisser Passagen überwältigt, von der Wirkkraft guter Literatur geplättet sein. Ähnlich geht es mir im Theater. Schauspielerinnen und Schauspielern in Echtzeit bei der Arbeit zuzusehen, kann mich in Verzückung versetzen. Sie, im selben Raum sitzend, schwitzen, spucken, atmen zu erleben, in einer klugen Inszenierung, in einem gewaltigen Bühnenbild. Mich von ihren sonoren Stimmen, ihrer präzisen Sprache, von ihrer Virtuosität betören zu lassen – all das kann mich zutiefst begeistern.
Aber es ist das bewegte Bild, die visuell erzählte Geschichte, die den ultimativ ungebremsten Zugriff auf mein Herz besitzt. Tausendmal kann ich mir sagen: »Proschat, das da, auf der Leinwand, ist nur gespielt, passiert nicht wirklich, ist nur Fiktion« – es nutzt nix. Ich raufe mir dennoch die

Haare, halte die Luft an, beiße mir die Nägel, schluchze lauthals, sporne an, brülle vor Lachen, werde wütend, rase. Am liebsten im Kino, im dunklen Saal, zusammen mit anderen. Im Zeitalter der Streaming-Dienste auch im Flugzeug, auf dem Laufband im Sportstudio, im Warteraum meiner Zahnärztin. Natürlich auch gerne zu Hause, auf dem Sofa.

Es vergeht kaum ein Abend, an dem ich mir nicht vor dem Zubettgehen noch etwas ansehe. Einen Film, eine Serienfolge, oder zumindest einen Teil davon. Egal wie müde, egal wie erschöpft ich bin, ich brauche das. Filme machen etwas mit mir. Ich konsumiere sie nicht einfach so. Sie werfen Fragen auf, regen mich zum Nachdenken an – über geniale Wendungen, schwache Cliffhanger, fantasievolle Nebenhandlungen, inszenatorische Meistergriffe oder auch Katastrophen, kameratechnische Missgeschicke, alternative Enden, schauspielerische Glanzleistungen. In der Nacht träume ich oft von alledem. Nicht selten wache ich am nächsten Morgen zwischen Fragmenten des Gesehenen auf.

Gute Geschichten nehmen mich in entlegene Universen mit, an mystische Orte, zu längst Verstorbenen, zu noch nicht Geborenen. Sie stülpen ein Vergrößerungsglas über das Kleine, verkleinern das Große ins Mikroskopische, sprengen meine Fantasie. Egal, ob ich Aborigines, Zombies, indischen Prinzen oder Bewohnerinnen eines US-amerikanischen Trailerparks zusehe; ob ich ein Liebespaar begleite, einen Wiener Hausmeister oder einen verlorenen Astronauten im Weltall – jede gute Geschichte holt mich von meinem Sofa. Hinein in so viel mehr Leben, als mir in meinem kleinen, mit unbekanntem Ablaufdatum abgepackten Dasein zur Verfügung steht.

Geschichten lehren mich Geschichte. Auch, wenn ich bei Abraham Lincoln in erster Linie an Daniel Day-Lewis, bei Winston Churchill an Gary Oldman und bei Elisabeth I. an Cate Blanchett denken muss und damit Naserümpfen bei Bildungsbürgern provoziere – ich habe dennoch etwas gelernt. Nachhaltiger als aus den trockenen Lehrbüchern meiner Schulzeit. Über die Abschaffung der Sklaverei in Nordamerika, Englands Widerstand gegen Hitler und die Anfangsjahre einer unbesiegbaren Königin. Epische Bilder, gutes Schauspiel und ein dramaturgisch kluger Spannungsbogen beeindrucken mich deutlich mehr als stupide auswendig gelernte Daten. Fakten, in einen fiktiven Kontext eingebettet, kriegen sinnliche Kontur. Werden für mich nachvollziehbar und bleiben haften.

Vom Monströsen des Holocaust habe ich schon früh erfahren, wirklich begriffen habe ich es nicht. Die Auflistung der Gräueltaten bleibt selbst heute noch eigenartig theoretisch für mich. Die kollektive Ungeheuerlichkeit lässt sich auf Distanz halten. Das konkrete Einzelschicksal hingegen nicht. Zum Beispiel jenes einer Mutter, die von einem KZ-Wächter in Auschwitz gezwungen wird zu entscheiden, welches ihrer beiden kleinen Kinder in die Gaskammer geschickt wird. Tut sie es nicht, sterben beide. Das ungeheure Ausmaß der Grausamkeit des Dritten Reiches, in einer Szene verdichtet. In *Sophies Entscheidung* wurde ich mit mir bis dahin Unvorstellbarem konfrontiert. *Der Nachtportier, Schindlers Liste, Der Pianist, Der Untergang, Zone of Interest* und andere Filme zum Thema brachten mir das Unfassbare aus verschiedenen Blickwinkeln näher, ließen mich immer mehr begreifen und das Begriffene nie mehr vergessen. Filme erzählen mir nicht bloß ihre Wahrheit, sondern betten diese in spannende Fiktion und zwingen mich dadurch, den Tatsaschen, vor denen ich mich instinktiv zu schützen versuche, ins Auge zu sehen.

Ich fühle mich mit den Heldinnen und Helden der Geschichten verbunden, selbst mit den Bösen – seien es Drogendealer (*Breaking Bad*), Mafiabosse (*Die Sopranos*), Serienmörder (*Dexter*) oder vier Schwestern, die versuchen, ihren Schwager zu ermorden (*Bad Sisters*). Sie erschrecken mich nicht. Im Gegenteil. Ich erkenne hinter rauen Fassaden ihre Fragilität. Ich weiß von ihren geheimen Wünschen, ihren Begierden, ihren Ängsten. Ich höre, wie andere über sie lästern, wie sie über andere reden. Ich weiß, wofür sie sich schämen, weswegen sie sich schuldig fühlen, was sie glücklich macht, zur Ekstase treibt. In manchen von ihnen erkenne ich mich wieder. Andere zeigen mir, wie ich nicht bin und nie werden will. In jedem Fall erlebe ich sie auf derart intime Weise, dass ich sie besser zu kennen wähne als so manche Leute aus meinem nächsten Umfeld. Tatsächlich weiß ich Dinge über sie, die ich über meinen Mann, mein Kind, meine beste Freundin nicht weiß – und, wenn ich ehrlich bin, auch nicht wissen will. Ich lerne mit den Protagonisten und Protagonistinnen die Welt und die Menschen darin besser verstehen. Die Informationen, die sie mir mitgeben, bleiben niemals rational, niemals nur theoretisch. Sie erfassen mich als Ganzes, dringen in Leib und Seele vor. Sie formen meine Werte, meine Haltung, meine Sicht auf die Dinge und damit auch mein Wesen. Machen aus mir die, die ich bin.

All das Fremde, von Fremden erzählt, erzählt mir immer auch von mir. Weine ich über eine Tochter, die ihren Vater verliert, weine ich nicht nur über diese Frau, nicht nur über ihren Vater. Ich weine über die Verluste in meinem eigenen

Leben. Über all das, was das Gesehene, das Miterlebte in mir anklingen lässt. Geschichten sind Wegweiser in meine eigenen Innenräume, zu mitunter verborgenen Gefühlskammern. Manchmal schlagen sie Türen auf, die ohne sie verschlossen blieben.

So verschieden die Geschichten auch sein mögen, der verbindende Faktor ist immer derselbe – das Leben. Dieses Mysterium, in das wir hineingeworfen sind und von dem wir, wenn wir ehrlich sind, keine Ahnung haben. Jeden Morgen erwachen wir aus dem Geheimnis, jede Nacht gehen wir darin schlafen. Was dazwischen ist, haben wir uns handzahm gemacht. Glauben wir zumindest. Wir müssen es sogar glauben. Wie sonst könnten wir unseren Alltag meistern? Halten wir jedoch für einen Moment inne und stellen uns die simple Frage »Was ist das?«, zersplittert augenblicklich die vermeintliche Selbstverständlichkeit unseres Gedankengerüsts.
Was ist Liebe, Hass, Schönheit, Glück? Nur weil wir Gefühle benennen können, heißt das ja nicht, dass wir sie auch verstehen. Woher kommen wir? Wohin gehen wir? Wir wissen es nicht, werden es nie wissen. Es liegt nun mal in der Natur des Mysteriums, dass es sich mit Logik nicht fassen lässt. Deswegen brauchen wir Geschichten. Sie sind ein wiederkehrender Versuch der Annäherung an das Unerklärliche.

Wir erzählen Geschichten, um uns gegenseitig Halt zu geben. Um einander zu versichern, dass wir nicht allein sind. In dieser unbegreiflich grausamen, haltlos schönen Welt. Deswegen müssen wir erzählen. Immer, und immer wieder. Über Liebe, Gerechtigkeit, Krieg und Frieden. Über unsere Träume, unsere Trauer, unsere Freude, unser Glück, über das Gute und das Böse. In verschiedenen Variationen.

Überall auf der Welt, seit Anbeginn der Menschheit und sehr wahrscheinlich auch bis zu ihrem bitteren Ende. Dabei halten wir Geschichten in der Regel für harmlos. Sie sind ja erfunden, nicht die Wahrheit. Sie sollen uns unterhalten, mehr nicht. Deswegen liefern wir uns ihnen leichtfertig aus, offen und ungeschützt. Auf der Couch, zu Hause, mit einem Feierabendbier in der einen und ein paar Chips in der anderen Hand. Wir ahnen nicht, welche Kraft sie haben, welchen Einfluss sie auf konkrete Entscheidungen in unserem Leben nehmen können.

Absolut ernst zu nehmende Menschen behaupten, dass Barack Obama seinen Wahlerfolg unter anderem der Fernsehserie *24* zu verdanken hatte. Fünf Staffeln lang hatten die Bürgerinnen und Bürger der USA in *24* einen Afroamerikaner als Präsidenten – gespielt von Dennis Haysbert. Als Obama dann für das Amt des mächtigsten Mannes der Welt kandidierte, war zumindest das Fernsehpublikum darauf vorbereitet. Es hatte das ja schon erlebt – und es war gut ausgegangen. In der Serie. Warum dann nicht auch im wahren Leben?

Selbst Horrorfilme haben über den Gruseleffekt hinaus einen Effekt auf uns. Weitaus positiver, als ich vermutet hätte. Neueste Forschungen belegen, dass sie Menschen strapazierfähiger machen. Horrorfilme stärken die Fähigkeit zur Emotionsregulierung, haben eine therapeutische Wirkung bei Angststörungen. Spielen eine Rolle bei der Verarbeitung von gesellschaftlichen Traumata und »kritisieren ganz konkret die Übel der Gesellschaft wie Rassismus und soziale Ungerechtigkeit.« (Lisa Lamm, in *National Geographic*)

Auch in der Familienplanung haben Geschichten eine Vorbildfunktion. In Südamerika, habe ich gehört, steigt die

Zahl der Schwangerschaften unter Frauen signifikant, wenn die Hauptfigur einer beliebten Telenovela schwanger wird.

Gute Geschichten schaffen Identifikation, sie inspirieren und motivieren uns. Durch sie erahnen wir, dass selbst unser kleines Leben, so unspektakulär es auch anmuten mag, nichts anderes als eine Heldenreise ist, mit uns als Hauptfigur. Und dass wir eine Verantwortung tragen – für das Gelingen unserer Reise, das Erreichen unserer Ziele.
So kann es passieren, dass wir uns outen, eine Beziehung beenden, nach Jahren wieder mit unserer Mutter reden, den Beruf wechseln, uns dem Angebeteten offenbaren, aber auch hinausgehen und Amok laufen. Alles ist möglich. Gute Geschichten sind mächtig.

Mich hat eine Geschichte dazu gebracht, Schauspielerin zu werden.

Dieses seltsam fremde Mädchen

Die Erinnerungen an meine Kindheit sind verschwommen. Aus dem dichten Nebel des erfolgreich Verdrängten tauchen nur vereinzelt Bilder eines grauen Wien der Siebzigerjahre auf. Ich sehe Menschen in grauer Kleidung, mit grauen Hüten und grauen Gesichtern. Dazwischen strenge Blicke, irritiertes Kopfschütteln, süffisantes Lächeln, Gewisper hinter vorgehaltener Hand, schroff erteilte Anweisungen.

Wir – meine Mutter, meine Großmutter, meine drei älteren Geschwister und ich – hatten unser iranisches Mittelklasse-Leben zurückgelassen und waren in Österreich gelandet. In Wien. Unter Menschen, die wir nicht verstanden und die – so kam es uns zumindest vor – uns nicht verstehen wollten. Wie sollten sie auch? Wir konnten kein Deutsch, kamen aus einer gänzlich anderen Kultur, waren anders. Mein kindlicher Alltag war erfüllt von Verwirrung. Ich empfand die Welt damals als einen unsicheren Ort, nicht besonders vertrauenswürdig – genauso wenig wie die Menschen darin.

Die Ablehnung, die mir entgegenschlug, sehe ich in meiner Erinnerung in Schwarzweiß. Daher bin ich verwundert über die Fotos in Farbe, die gerade vor mir liegen. Ich habe sie aus einem verstaubten Karton herausgekramt, aus irgendeinem Winkel meines Abstellraums. Sie liegen lose herum. Ich hatte niemals Lust verspürt, sie in eine zeitliche Abfolge zu bringen und in ein Album zu kleben. Jetzt sollen sie mir dazu dienen, meinen Erinnerungen konkrete Form und Gestalt zu geben.

Auf einem der Fotos muss ich acht oder neun Jahre alt sein. Ich sitze auf einem Stuhl, im Vordergrund, in der Mitte des Bildes, als wäre ich dorthin gerückt worden. Ich bin die

Hauptdarstellerin, meine Mutter und mein Bruder im Hintergrund sind nur Komparsen.
Meine Mutter trägt ein dezentes, gelbes, ärmelloses Oberteil mit einem kurzen Rollkragen und eine beige Stoffhose. Sie steuert lachend auf meinen Bruder zu, der an einem langen, mit einem weißen Tischtuch drapierten Esstisch sitzt und in die Kamera blickt. Ebenfalls lachend. Vor ihm auf dem Tisch stehen leere Teller, halbvolle Gläser, eine große Flasche mit einer orangen Flüssigkeit. (Vielleicht *Fanta* oder irgendeine Sirupmischung.) Auf einem Servierteller Reste eines üppigen Essens – Hühnerteile, gegrillte Tomaten, Reis, Kräuter und diverses Gemüse. Offenbar haben wir, kurz bevor dieses Foto gemacht wurde, miteinander gegessen. Die ganze Familie. Vielleicht hatten wir auch einen Gast. Oder Gäste. Das lässt die Opulenz des Mahles vermuten. An der Wand hängen drei verschieden große, eingerahmte Fotos. Ohne jegliche Gestaltung, schief. Auf dem einen erkenne ich meinen Onkel wieder, auf dem anderen meine Eltern. Das dritte ist zum Teil von meiner Mutter verdeckt, sodass ich nicht sehen kann, was es zeigt. Ich trage ein Sommerkleid, altrosa, mit Puffärmeln. Es ist so kurz, dass es meine Oberschenkel nur teilbedeckt. Mit weißen Aufnähern in Form von Blumen, einmal am Kragen, einmal in der Taille als angedeuteter Gürtel. Mein Gesicht ist blass, die Ränder unter meinen Augen dunkel. Damals noch nicht von Müdigkeit, sondern von Natur aus. Die Hände habe ich ineinander verschränkt und auf meinen Oberschenkeln abgelegt, die Beine übereinandergeschlagen. Das linke über das rechte. Der weggespreizte linke Fuß ist gerade noch am Rand des Bildes zu sehen. Er trägt eine weiße Sandale. Meine dunkelbraunen Haare sind schulterlang und leicht gewellt. Ich trage Stirnfransen. Ein wenig sehe ich aus wie eine dieser Playmobil-Figuren. Oder wie Prinz Eisenherz,

mit ausgeföhnten Locken. Mein Blick ist nicht direkt in die Kamera gerichtet, sondern daran vorbei, zu dem Menschen, der mich fotografiert. Wer auch immer das gewesen sein mag. Ich wirke teilnahmslos und dennoch so, als würde ich befolgen, was man mir aufgetragen hat – nämlich, ein braves Mädchen zu sein. Alles an mir, meine Mimik, meine Haltung, mein Aussehen, dient der perfekten Verkörperung eines zurückhaltenden, ätherischen Wesens. Kein Lächeln, nicht einmal angedeutet. Ich wirke viel zu ernst für mein Alter, viel zu steif. Im Gegensatz zu meiner Mutter und meinem Bruder, die – eher zufällig anwesend – den Moment der Aufnahme zu veralbern scheinen.

Das Mädchen auf dem Foto ist mir seltsam fremd. Ich erkenne mich in ihm nicht wieder. Wie auf kaum einem der anderen Fotos. Auf keinem von ihnen bin ich ausgelassen oder habe etwas Kindliches an mir. Nur eines zeigt mich trotzig robust. Es wurde noch in Istanbul aufgenommen, eine Zwischenstation, kurz bevor wir nach Wien kamen. Ich muss also knapp vier Jahre alt gewesen sein. Wieder trage ich ein kurzes Sommerkleidchen mit Puffärmeln, blütenweiß, faltenfrei und fleckenlos, weiße Söckchen und schwarze Riemenschühchen. Wie aus dem Ei gepellt. Die glatten Haare sind rechts und links zu zwei adretten Pferdeschwänzen gebunden. Ich habe meine Hände in die Hüften gestemmt und sehe in die Ferne, als hätte ich einen natürlichen Anspruch auf Auflehnung gegen alles, was mir nicht passt. Das Kind auf dem Foto fürchtet die Welt noch nicht. Geht davon aus, von ihr gehört und erhört zu werden. Es ahnt nicht, dass es sich über weite und prägende Strecken seines Lebens als nicht gut genug – oft auch als fehl am Platz – empfinden wird.

Später dann wurde ich dicklich. Ein Foto zeigt mich mit elf Jahren, in einem Straßencafé auf irgendeiner römischen Piazza. Neben mir meine Mutter. Ich sitze in schlechter Körperhaltung vor einem Eisbecher und sehe unbeholfen lächelnd in die Kamera. Eines der typischen Touristenbilder, das uns von einem der italienischen Straßenfotografen aufgedrängt worden war. Das Rebellische der Vierjährigen ist gänzlich verschwunden. Stattdessen in meinem Blick so etwas wie eine Entschuldigung. Als würde ich mich schämen, die zu sein, die ich bin. Genauso war es auch, erinnere ich mich. Dieses Foto dokumentierte mein Versagen. Das Scheitern meiner diversen Diätversuche. Wieder einmal war ich schwach geworden und daher dick geblieben. Dafür hasste und schämte ich mich zugleich.

Man bringt keine Strickjacken als Geschenk für die Lehrerin in die Schule mit. Auch keine Pistazien. Man kocht nicht mit stark duftenden Gewürzen. Man erwähnt nicht, was man hat (besonders dann, wenn man nicht viel hat) und was man kann. Man spielt keine laute orientalische Musik. Man unterlässt endlose Höflichkeitsfloskeln. So vieles, was in dem Land, aus dem wir kamen, richtig war, war da, wo wir gelandet waren, falsch. »Das tut man nicht« wurde zu meinem Mantra. Ich habe mich den Anweisungen untergeordnet, mich angepasst, mich still verhalten, versucht, unsichtbar zu sein. Ich habe mich nicht gewehrt, auch wenn ich fühlte, dass da etwas falsch war – nicht nur mit mir, sondern auch mit den anderen.

Aber trotzdem fiel ich auf. Zog erstaunte, herablassende, irritierte Blicke auf mich. Mein Verhalten blieb also ohne Wirkung, es änderte die Beurteilung meiner Person durch mein Umfeld nicht. Irgendetwas an mir kam bei den Einheimischen nicht gut an, egal wie sehr ich mich um sie bemühte. Sobald ich meinen Mund öffnete, war es, als verursachte ich einen unangenehmen Ton in den österreichischen Ohren. Wie das zwischenzeitliche Rauschen beim Einstellen von Radiosendern. Ich musste mich also auf die österreichische Frequenz einstellen, wollte ich mich angenommen fühlen. Ich fand jedoch nicht heraus, wie das ging. In jener Etappe meiner Vergangenheit, die ich soeben Revue passieren lasse, war das vorherrschende Gefühl in meinem Leben »Hilflosigkeit«.

Ich verbrachte viel Zeit vor dem Fernseher, mit dem üblichen Kinderprogramm – *Am dam des, Biene Maja, Pippi Langstrumpf.* Ich sah aber zusätzlich *Seniorenclub, Guten Abend am Samstag, Was bin ich?* und die sogenannten *Belangsendungen* an. So altersinadäquat diese Sendungen auch waren, sie gehörten zu meinem kulturellen Einblick in die österreichische Seele. Sie gaben mir ein zartes Gefühl von Sicherheit, eine Ahnung von einer heilen in der mir so fremden Welt. Die Österreicher (es waren fast ausschließlich Männer), die darin zu Wort kamen, schienen nett und zugewandt. Selbst heute erfüllt mich der Gedanke an das Fernsehprogramm der Siebzigerjahre noch mit Wehmut. Die prägenden Versatzstücke der Vergangenheit, so ambivalent sie gewesen sein mag, tragen wohl auch immer etwas Vertrautes in sich.

Die Straßen von San Francisco, Kojak, Love Story … Auch amerikanische Serien und Filme gehörten zu meinem Bildungsprogramm. Aber nichts von alledem hinterließ einen derart bleibenden Eindruck auf mich wie das Musical *Der Mann von La Mancha* – in der Verfilmung mit Peter O'Toole und Sophia Loren. Ich muss zehn gewesen sein, als der Film im Fernsehen lief. Die Geschichte von Don Quijote, dem Mann, der zu viele Geschichten gelesen hatte und dann nicht mehr zwischen Wirklichkeit und Märchen unterscheiden konnte, sollte auch mir zur Flucht aus meiner öden Realität verhelfen. Selbst heute kann ich nicht genau beschreiben, was dieser Film in mir bewirkte, warum mir diese Geschichte so ans Herz ging. Er brachte Intensität in meinen heruntergedrosselten Alltag. Er schärfte mein Bewusstsein. Als hätte jemand an meinen Sinnesreglern hantiert, sah, roch, hörte und schmeckte ich plötzlich deutlicher als zuvor. Er weckte mich aus meinem Dornröschenschlaf, öffnete mir Türen zu einer neuen Welt – in der es Poesie, Humor und Freundlichkeit gab, inmitten des Groben und Gemeinen.

Die Abenteuer, die Don Quijote erlebte, und die Hindernisse, die er zu überwinden hatte, waren konkret und benennbar. Anders als das diffuse Unbehagen, das mich erfüllte und gegen das ich mich nicht aufzulehnen wusste. Auch über ihn machte sich seine Umwelt lustig, feindete ihn an. Aber er ließ sich nicht unterkriegen. Weil er an das Gute und Edle glaubte, mit unbeirrbarer Kraft und gewaltiger Sturheit. Auch wenn »der Ritter von der traurigen Gestalt« am Ende doch nur gegen Windmühlen kämpfte, war er von Mut getrieben. Er versuchte nicht, sich anzupassen, nur weil die anderen in der Mehrheit und daher stärker waren als er. Er war der Held der Geschichte – weil er eben anders war als die anderen.

Ich fühlte mich von Don Quijote verstanden. Mit ihm verbunden. Von ihm beflügelt. Auch ich hatte fortan eine Mission: Ich wollte kämpfen, mich behaupten, nicht mehr klein beigeben. Mich den Herausforderungen meines Alltags stellen. Wie eine Ritterin. Nicht von der traurigen, sondern von der mutigen Gestalt. Es ist mir nicht gelungen. Nicht zur Gänze. Nicht sofort. Zumindest von außen betrachtet. Ich war zu klein und zu schwach, um mich gegen meine Mitschüler, meine Lehrerin, meine Nachbarn zu wehren. Nach wie vor wurde ich in den Schulpausen geschubst, von der Lehrerin ins Eck gestellt, von den Nachbarn gepiesackt.

Dennoch hatte sich etwas geändert. In mir drinnen. Auch wenn es die anderen noch nicht bemerkten. Beschimpften sie mich als dumm, hatte ich vormals gedacht, ich sei es wirklich. Gaben sie mir das Gefühl, ich sei minderwertig, hatte ich mich entsprechend gefühlt. Aber nun begann ich langsam Anspruch zu erheben. Auf mich selbst. Nicht mehr nach der Frequenz der anderen zu suchen, mich an ihrem Maßstab zu messen, nach dem ich offensichtlich immer nur versagen konnte. Ich begann den Feindseligkeiten der anderen standzuhalten, nicht in die Knie zu gehen. In meiner Fantasie, die mir mitunter lebendiger, auf jeden Fall leuchtender vorkam als die Wirklichkeit, in der ich mich befand. Meine Fantasie wurde zu meinem »Leo«, zu dem Ort, an dem mir niemand etwas anhaben konnte. Dort durfte ich sein, was ich war, was ich sein wollte – eine Heldin.

Die Flucht aus der Realität war es, die mich resilienter machte für die Wirklichkeit. Die mir ein Gefühl von Selbstwirksamkeit und damit Kontrolle gab, über mich und die anderen. Nicht zur Gänze. Nicht sofort. Aber die Macht der Vorstellungskraft ist nicht zu unterschätzen. Sie wirkt. Im Verborgenen. Womöglich langsam, sehr langsam. Bleibt man jedoch den Bildern der eigenen Vorstellung treu, lang genug treu, über alle Hindernisse hinweg – dann können sie die Kluft zur Wirklichkeit überwinden. Und irgendwann findet man sie miteinander verschmolzen: Vorstellung und Wirklichkeit. Beides eins. Nicht mehr voneinander zu trennen. Und so geschah es, dass selbst die Dümmsten unter meinen Peinigern spürten, dass etwas anders war. Sie konnten zwar nicht benennen, was es war, aber ihre Gemeinheiten liefen irgendwie ins Leere. Es verschaffte ihnen keine Genugtuung mehr, mich zu quälen. Nach und nach ließen sie von mir ab.

Erfundene Geschichten und das wahre Leben hängen eng zusammen. Eine Geschichte, in der dem Helden alles gelingt, in der er nichts zu verlieren, nichts zu meistern hat, ist sterbenslangweilig. Das will niemand sehen. Weil es nicht der Wirklichkeit entspricht. Unser aller Leben ist Drama. Im Kleinen wie im Großen. Wir alle müssen tagtäglich Konflikte lösen, uns Herausforderungen stellen, manchmal Trauer erleiden, manchmal Schmerzen erdulden, auch mal versagen, uns einsam fühlen, von vorne beginnen. Manche von uns werden gefoltert, müssen flüchten, ums Überleben kämpfen. Die Heldinnen und Helden unserer Geschichten zeigen uns, wie Leben geht – wie wir das Leben überleben. In allen Variationen. Sie begeben sich auf Abenteuerreisen, kämpfen mit bösen Drachinnen und Drachen, retten Prinzen und Prinzessinnen und manchmal die ganze Welt. Für uns. Von ihnen dürfen wir lernen, was es heißt nicht aufzugeben, trotz aller Schwierigkeiten. Was es heißt, den Glauben an das Gute und Edle nicht zu verlieren, trotz all des Groben und Gemeinen um uns herum.

Kurz, was es heißt, einen Arsch in der Hose zu haben. Und vor allem ein Ziel.
Das Ziel hatte ich damals bereits. Ich wollte Teil von Geschichten sein. An vorderster Front. Nicht zu übersehen. Wie Peter O'Toole und Sophia Loren. Konnten die beiden

derart große Gefühle in mir entfachen, dann wollte ich das auch – in meinem Leben, und im Leben der anderen. Ich wollte die Welt zu einem besseren Ort machen. Zumindest zu einem, in dem ich mich selbst weniger einsam und sicher fühlte. Ich wollte, was ich damals so schmerzlich vermisste – ich wollte in Verbindung treten, endlich gesehen, verstanden und gemocht werden. Ich wollte dazugehören, nicht mehr im Abseits stehen. Ich wollte die grauen, glatten, kalten Oberflächen der Menschen durchdringen und sie direkt an ihren dampfenden, pochenden Herzen ergreifen, die – dessen war ich mir sicher – irgendwo in ihnen zu finden waren. Daher musste ich Schauspielerin werden. Dachte ich.

Den Arsch in der Hose musste ich noch suchen. Wenn ich ehrlich bin, kann ich ihn auch heute mitunter nicht finden. Trotz vieler kleinerer und größerer Erleuchtungen, die auf meine Begegnung mit Don Quijote in meinem Leben noch folgen sollten. Manche Alltagssituationen fordern mich heraus. Wenn mir zum Beispiel jemand einen reservierten Sitz im überfüllten Zug streitig macht, sich in der Schlange vor mich drängt, ein Handwerker eine erhöhte Rechnung stellt. Ich will mir das nicht gefallen lassen, tu es aber manchmal dann doch. Weil ich gerade keine Kraft, meist keine Lust habe, mich zu wehren. Später ärgere ich mich. Über mich selbst. Selbst noch Tage danach. In endlosen Dialogen in meinem Kopf gehe ich dann immer wieder durch: Was hätte ich sagen sollen? Wie hätte ich reagieren müssen? Ich gehöre nämlich nicht der »Schlägt man dir auf die eine Wange, halte die andere auch noch hin«-Fraktion an. Ich finde, gerade wir grundsätzlich Anständigen und Freundlichen müssen uns zur Wehr setzen, sonst werden wir von der Erdoberfläche gefegt. So schnell können wir gar nicht schauen.

Umso enttäuschter bin ich dann von mir selbst, wenn ich nichts sage und die Situation hinnehme. Richtig grantig sogar. Wenn es ganz schlimm kommt, fühle ich mich in meine Kindheit versetzt. Der Übermacht der anderen, vor allem aber der Übermacht meiner eigenen Prägungen überlassen, die offensichtlich immer noch mein Denken, Handeln und Tun bestimmen. Ich bin dann überzeugt, nichts dazugelernt zu haben, mich ewig im Kreis zu drehen. Als würde mich meine Kindheit an der kurzen Leine führen und mich daran hindern, jemals anders zu sein, als ich nun mal bin – ein filigranes Pflänzchen.

Wenn ich mich wieder etwas beruhigt habe, mir nicht mehr so leidtue, weiß ich natürlich, dass das alles so nicht stimmt. Ich habe ein großes Drama gesponnen. In meinem Kopf. Und es eine Zeit lang auch wirklich geglaubt. Genau wie alle anderen Geschichten, die ich ununterbrochen konstruiere, in denen ich mal das Opfer, mal die die Heldin bin. Je nachdem, ob ich gerade versagt habe oder erfolgreich war – in meinen Augen. Die Geschichten wechseln sich ab, übergangslos, mehrmals am Tag, von einer Sekunde auf die andere. Und immer bin ich die Protagonistin. Natürlich. Wer sonst? Die ganze Welt dreht sich ja bekanntlich um mich. Ich bin ihr Nabel.

Fühle ich mich als Versagerin, suche ich nach Indizien in der Vergangenheit. Für mein Verhalten in der Gegenwart. Weil ich es schwer ertrage, die Dinge einfach so sein zu lassen, wie sie sind. Ohne sie sofort zu benennen, eine Diagnose zu stellen und damit einzuordnen. Damit glaube ich, Kontrolle zu haben, über mich und mein Leben. Will man Heilung finden, muss man sich seinen Ängsten, den schmerzvollen Erlebnissen seines Lebens stellen. So wurde es mir vermittelt.

Nur so, behauptet die Psychoanalyse, finde man die Lösung für das Rätsel, das man sich selbst oft sei. Man finde die Erklärung für all das Irrationale, manchmal Absurde im eigenen Handeln. Auch wenn ich meine Psyche nie in dieser Art hatte analysieren lassen, glaubte ich so unerschütterlich an diesen Ansatz, dass mein Blick sich jahrelang automatisch rückwärts wandte. Bei jeder noch so kleinen Krise. Auf der Suche nach einer Begründung, in meiner Kindheit. So, dachte ich, würde ich eines Tages die absolute Heilung erringen.
Ich glaube daran schon lang nicht mehr, reise aber dennoch unbeirrt in meine Vergangenheit. Immer wieder. Automatisch. Ich kann es nicht lassen.

Vielleicht ist es genau umgekehrt, denke ich jetzt gerade. Vielleicht ist es weniger meine Vergangenheit, die über meine Gegenwart bestimmt – sondern vielmehr meine Gegenwart, die meine Vergangenheit erzählt. Wenn ich ehrlich bin, kann ich nicht wissen, was ich als Zehnjährige tatsächlich dachte und fühlte. Ich kann mich nur erinnern. Das ist ein großer Unterschied. Die Fotos, die ich herangezogen habe, um mich zu rekonstruieren, sind Hilfsmittel, keine handfesten Zeugnisse. Sie sind Interpretationsvorlagen. Mehr nicht. Wie ich sie deute, worauf ich mich fokussiere, bleibt ganz mir überlassen.

Alles, was ich über dieses mir seltsam fremde Mädchen erzähle, erzähle ich als jene Frau, die ich heute bin. Mit meinen Gedanken, meinen Gefühlen, mit all den Erfahrungen, die ich gemacht habe. Mein gegenwärtiges Ich fließt in die Zehnjährige mit ein und gibt ihr weitaus mehr Gestalt und Form als die puren Fakten. Ich beschreibe weniger die Person, die ich war, als jene, die ich bin. Ohne es zu merken, beschreibe ich auch, wie ich gern wäre oder gesehen werden will. Dachte ich als Zehnjährige tatsächlich über Weltverbesserung und wahrhaftige Begegnungen nach? Wohl kaum. Und wenn, dann sicherlich viel diffuser. Dennoch habe ich mich so beschrieben und dabei nicht einmal gelogen – es kam mir ganz selbstverständlich so in den Sinn, fühlte sich in der Dramaturgie meiner Erzählung an diesem Punkt irgendwie richtig an. Die hehren Motive passten gut zu meiner Geschichte.

Nur zu dumm, dass ich kurzfristig vergessen habe, dass ich nicht über eine Erwachsene, sondern über ein Kind schreibe. Über ein Kind, das damals bis über beide Ohren verliebt war. In Peter O'Toole. Ich wollte von ihm angeschmachtet werden. Wie Sophia Loren. Ich wollte Schauspielerin werden, weil ich dachte, so meine Chancen bei Peter zu vergrößern. Aber nicht einmal das kann ich mit Gewissheit sagen! Das Mädchen von damals gibt es nicht mehr. Ich kann die kleine Proschat nichts fragen. Sie ist nur in meinem Kopf. Und selbst der kennt nicht die Wahrheit über sie. Hat nur ein paar begründete Vermutungen.

Unser Gehirn trickst uns aus. Ununterbrochen. Wir glauben, Farben zu sehen, Objekte zu greifen, Muster zu erkennen – aber bekanntlich ist nicht alles, was wir sehen, fühlen, hören, auch Realität. Wir haben ein Loch auf unserer Netzhaut. Diesen blinden Fleck nehmen wir aber nicht wahr. Unser Gehirn liefert uns ein schlüssiges Modell der Welt, ohne Lücken im Sichtfeld, damit wir uns besser in dieser, unserer ganz persönlichen Welt zurechtfinden. Es macht permanent Voraussagen über die Zukunft und ergänzt permanent fehlende Informationen. Was nicht passt, wird passend gemacht. Damit bringt es Ordnung und Sicherheit in unser Leben.

Dasselbe macht unser Gedächtnis. Es füllt die vielen Lücken zwischen unseren vergleichsweise wenigen Erinnerungen aus. Mit unserer Vorstellungskraft. Mit ihrer Hilfe konstruieren wir unsere Biografie als in sich abgeschlossene, lineare, widerspruchsfreie Geschichte und beweisen gerade damit, dass sie sich nie wirklich so zugetragen hat. Zumindest nie »Ausschließlich nur so!« oder «Ganz sicher nicht anders!«, wie oft behauptet wird.

Der Mann aus La Mancha hat großen Eindruck auf mich gemacht, unbenommen. Aber diesen Film als alleinige Initiation für meine Schauspielkarriere zu verstehen, ist zu kurz gedacht. Es übersieht all die anderen Ereignisse der Jahre, Monate, Wochen, Tage und Stunden davor, die mich schließlich dazu brachten, den Fernseher einzuschalten, diesen Film zu sehen und entzückt zu sein.

Jedes Ereignis ist nur eines von vielen, in einer Abfolge von unzähligen Ereignissen, die einander bedingen. Manche Erlebnisse bleiben wie Fallobst an der Oberfläche meines Gedächtnisses liegen. An ihnen kann ich mich jederzeit bedienen. Andere sind irgendwo abgespeichert und werden von mir bei Bedarf auch hervorgekramt. Von anderen wiederum werde ich überrascht, wenn sie durch bestimmte Anlässe – ein Blick, ein Duft, ein Lied – getriggert werden. Dann wundere ich mich über die Bilder, die plötzlich in mir auftauchen. Von denen ich vergessen habe, dass ich sie vergessen habe.
Das meiste ist aber in den Tiefen meines Unterbewusstseins versenkt – Wesentliches, Gefährliches, Schattiges, Überflüssiges, Harmloses und vieles mehr. Selbst mit den teuersten Therapiestunden, den allerbesten archäologischen Methoden ist davon kaum etwas an die Oberfläche zu schälen.

Unser Leben besteht aus der Kulmination vieler Dinge, von denen wir die meisten vergessen oder verdrängt haben. Deren Gewichtung im Nachhinein festzustellen, ist nahezu unmöglich. Die tatsächlichen Koordinaten der Wendepunkte in unserem Leben sind nicht genau festzumachen – nur die ins Unendliche ragenden Achsen ihres Systems. Zwischen diese platzieren wir unzureichende Anhaltspunkte, wie zum Beispiel Jahreszahlen. Sie sind es, die als »historische Eckdaten« Eingang in unsere persönlichen Geschichtsbücher finden. Unsere Vergangenheit bleibt dennoch schleierhaft. Die Wirklichkeit dahinter wird nie wirklich ergründbar.

Wir werden zu den Geschichten, die wir erzählen.

Diesen Satz hat mir eine weise Frau vor vielen Jahren gesagt. »Darum sei achtsam, was du ständig über dich und dein Leben erzählst«, hat sie noch hinzugefügt. Ich habe sie damals nicht verstanden. Heute glaube ich zu ahnen, was sie gemeint hat. Erzählen wir beispielsweise immer wieder, wie schwer es uns fällt, früh aufzustehen, wie sehr wir uns vor unserem Chef fürchten, wie ungerecht das Leben ist, dann verstärken wir genau das, was wir beklagen. Wir manifestieren unsere Gedanken, negativ wie positiv. Das stimmt sicherlich. Manchmal ist es aber auch umgekehrt. Ich kenne Menschen, die mir immer und immer wieder dasselbe über sich erzählen. Detailreich. Stets im gleichen Wortlaut. Seit Jahren. Oft haben jedoch ihre Selbstdarstellungen nichts mit dem gemein, wie ich sie erlebe. Sie haben sich längst selbst überholt. Dennoch halten sie an einem imaginären Bild von sich fest. Wollen sich und andere davon überzeugen, dass sie tatsächlich so seien, wie sie es unaufhörlich behaupten. »Du kennst mich doch«, fällt oft als Auftakt jeder neuen Gesprächsetappe. Er legt die Spielregeln des Treffens fest und soll dezent jeden meiner möglichen Versuche unterbinden, am Image meines Gegenübers zu kratzen. Diese Leute wirken so, als müssten sie ihre – vermeintlich – stabile Persönlichkeit unbeschädigt über irgendeine unsichtbare Ziellinie tragen. Sonst hätten sie verloren. »Was hätten sie verloren?«, frage ich mich. Vermutlich sich selbst.

Ich bin nicht viel anders. Auch ich verorte mich in meinen Geschichten. Suche in ihnen nach der Illusion meiner Unveränderlichkeit, in einer sich stetig verändernden Zeit. Indem ich mein Verhalten in der Gegenwart durch Ereignisse meiner Vergangenheit begründe, schlägt mein *Jetzt* Wurzeln in meinem *Früher* und nährt sich davon. Das gibt mir Halt, aber es hält mich auch. Wenn ich mich selbst von vornherein in eine bestimmte Richtung denke, habe ich unterwegs nicht mehr die Freiheit, mich selbst zu überraschen. Ich bin zu sehr in meiner Vergangenheit verhaftet. Zu wenig in meiner Lebenswirklichkeit.

Die Vergangenheit gibt es nicht. Sie ist nicht manifest, nicht greifbar. Bewusst existiert sie bloß als eine Vorstellung in meinem Kopf. Unbewusst lebt sie allerdings munter in mir fort. Sie bestimmt aus dem Verborgenen heraus meine Gedanken, Gefühle, meinen Blick auf mich und die Welt. Ich bin an jedem Punkt meines Lebens stets die Kulmination des Gewesenen. Ich muss die Vergangenheit daher nicht bei jeder Gelegenheit heraufbeschwören und sie zur wald- und wiesenpsychologischen Deutung meiner selbst heranziehen. Sie macht ohnehin aus, wer ich bin.

Und wenn ich mich ganz ohne Geschichte denken würde? Als Momentaufnahme? Nichts zum Anhalten: keine Entschuldigung, keine Erklärung, keine Sicherheit. In der von spirituellen Gurus propagierten einzigen wirklichen Wirklichkeit, dem Hier und Jetzt. Erleuchtete berichten, dass es dort gar kein Ich mehr gibt. Im ewigen Jetzt löst es sich in einer Art Nirvana auf, und man findet zu seinem wahren Selbst, das – paradoxerweise – selbstlos ist. Hat man kein Selbst, hat man auch keine Probleme. Klingt sehr verlockend, aber davon bin ich meilenweit entfernt. Obwohl ich mich darum bemühe, tagtäglich meditiere – unter Anleitung, in der Gruppe; oder allein, auf meinem Sitzkissen. Ich muss dabei allerdings feststellen, dass mein problembehaftetes Ich sich gerade dann besonders gern in den Vordergrund spielt. In Form von Millionen chaotischer Gedanken, die über mich herfallen, wie Heuschrecken auf ein fruchtbares Feld.

Es erfordert sehr viel Mut, dort zu sein, wo man ohnehin immer ist – im Hier und Jetzt. Dieser undefinierbare Schwebezustand, ohne Verankerung in der Vergangenheit, ohne Vorausschau in die Zukunft, macht mir Angst. Ich brauche, genauso wie in Wahrheit alle Menschen, meine Geschichten, um mich in der Welt zu verorten.

Allerdings sollte ich mir Folgendes immer wieder mal in Erinnerung rufen:

- Meine Lebenserzählung ist eine fiktive Verdichtung zerstreuter Erinnerungen, Eindrücke und Fakten. Ich habe mich für sie entschieden, viel mehr als ich sie tatsächlich gelebt habe.

- Selbst wenn vieles an mir vorgegeben und wenig beeinflussbar ist – ich habe meine Möglichkeiten noch lange nicht ausgeschöpft.

- Ich kann die faktischen Versatzstücke meines Lebens in eine neue Ordnung bringen. Ihnen eine andere Dramaturgie und damit auch eine andere Bedeutung geben.

- Ich kann den Fokus auf bisher vernachlässigte Stränge meiner Geschichte, auf das bislang Unerzählte, richten und beobachten, was das aus mir macht.

Vielleicht werde ich dadurch die Frau, die ich sein will, und bleibe nicht die Frau, die ich schon bin. Vielleicht auch nicht. Alles ist möglich.

Dramolett

Bekannt hier?

Ich wandere mit einer Freundin aus Berlin durch die schöne Stadt Wien. Wir halten vor einem Gründerzeit-Haus im Bezirk Landstraße. Bewundern die gediegen renovierte Fassade mit dem mächtigen Haustor.
Aus dem Augenwinkel beobachte ich zwei Frauen mittleren Alters. Sie stehen unweit, sprechen leise und ganz offensichtlich – über mich. Geben sich schließlich einen Ruck, kommen auf uns zu, lächeln verlegen. Die Mutigere der beiden redet mich an, fragt mit leicht nördlichem Akzent:
»Entschuldigung, Sie sind … bekannt hier?«
Ich habe das erwartet. Passiert mir immer wieder, in unregelmäßigen Abständen. Abhängig davon, ob ich gerade häufig in den Programmen der deutschsprachigen TV-Sender oder der internationalen Streamer zu sehen bin. Ich kann gut damit leben – it's really not the worst part of the job. Nur vor meiner Freundin ist es mir etwas peinlich.
Sie wirkt jedoch begeistert, Zeugin meiner Berühmtheit sein zu dürfen.
»Ach, bekannt, bekannt … Was heißt denn schon ›bekannt‹. Wenn man, wie ich –«
Ich setze zu einer philosophischen Analyse des Begriffes an, um klarzustellen, dass ich nicht nur ein hübsches Gesicht mit Wiedererkennungswert bin. Dass ich auch Intellektuelles zu bieten habe. Werde aber sofort von der zweiten Frau unterbrochen:
»Wo ist das Hundertwasser-Haus?«
Ah, ja. Verstehe. Die beiden Touristinnen sind wahrscheinlich aus Dänemark. Das »hier bekannt sein« meint nicht mehr als »sich hier auskennen«. Ich möchte ob meines Irrtums in den Erdboden versinken. Vor Scham.

Da hilft nur eines – cool bleiben. »Geradeaus. An der Ecke nach rechts, an der nächsten links, dann stehen Sie direkt davor«, erwidere ich prompt, als wäre ich keine Sekunde einem eitlen Missverständnis aufgesessen.
Das dänische Doppel bedankt sich mit freundlichem Nicken. Entfernt sich. Ich rausche in die entgegengesetzte Richtung ab. Meine Freundin folgt mir. Versucht nicht einmal, ihr Amüsement zu verbergen.

Auf meinem Sofa

Ich liege auf meinem Sofa. In meinem abgedunkelten Wohnzimmer. Im Pyjama, um vier Uhr nachmittags. Rechts neben mir Reste einer Sahnetorte und eine Tafel Nussschokolade, zur Hälfte aufgefuttert. Links eine Schüssel, darin Krümel von Kartoffelchips. Ich habe eine Flasche Rotwein geöffnet, nur so fürs Gefühl. Weil ich den Anblick so schön finde, Gemütlichkeit und Entspannung damit assoziiere. Auch wenn für mich das Trinken von Rotwein mit Kopfschmerzen und narkoleptischen Anfällen einhergeht – wegen meiner Histamin-Allergie. Daher lasse ich das Glas unangetastet und nippe stattdessen an meinem Yogi-Tee, den ich mit einem Extralöffel Honig versüßt habe. Man gönnt sich ja sonst nichts. Dazu trinke ich doppelte Espressi in rauen Mengen. Ohne Zucker, ohne Milch.
Ich muss nämlich wach bleiben. Muss wissen, wie es mit Frankensteins Monster weitergeht – in *Penny Dreadful.* Einer Serie, die im düsteren viktorianischen England spielt. In der es um Spiritisten, Zombies, Hexen, Vampire, Werwölfe sowie um dunkle Mächte aller Art geht.

»The first human reaction that I experienced was rejection«, höre ich das Monster sagen und spreche ihm nach. Versuche dabei den Shakespeare-Akzent seines brillanten Darstellers Rory Kinnear und dessen Ausdruck zu imitieren. Seine tiefe, brüchige Stimme, die auf vielen Frequenzen seinen Schmerz über die Grausamkeit seines Erschaffers in die Welt hinausschreit. In einem spektakulären Auftrittsmonolog klagt er Frankenstein an, ihn verlassen, ihn im Stich gelassen zu haben. Weil das Geschöpf nicht geworden ist, wie der Schöpfer es sich gewünscht hat. Es ist kein Triumph über die Sterblichkeit, kein Adonis, kein menschliches Wesen, sondern eine Abscheulichkeit geworden. Widerwärtig, nicht lebenswert, wenn auch leider doch lebendig. In den Worten, die Drehbuchautor John Logan ihm in den Mund legt – poetisch zart, vor allem aber durch und durch menschlich –, erlebe ich Frankensteins Monster als einsames, verlorenes Wesen.

Ich bin allein, aber nicht einsam. Ich habe mich freiwillig zurückgezogen. In meine vier Wände. Ich brauche das. Immer wieder mal. Fasten von der Welt. Wenngleich ich leidenschaftlich mit Menschen fühle, sie im Prinzip sogar liebe – sie strengen mich an.
Früher hatte ich oft das Gefühl, an einer unsichtbaren Wand zwischen mir und den anderen abzuprallen. Bestehend aus Belanglosigkeiten, Worthülsen und leeren Gesten. Zugegeben, man muss sich nicht immer und überall zu Existenziellem austauschen, sein Innerstes nach außen stülpen. Für ein reibungsloses Zusammenleben gilt es auch auf Distanz zu bleiben, Konventionen einzuhalten, höflich zu sein und Small Talk zu führen. Ich beherrsche Small Talk ziemlich gut, hielt ihn aber immer schon für Atemluftbewegung ohne Inhalt. War ich dieser zu oft und zu lange ausgesetzt, brauchte ich einfach eine Pause.

Mittlerweile habe ich das Gefühl, dass meine Umwelt und ich immer mehr auseinanderdriften. Mit vielen Menschen kann ich nicht einmal mehr Small Talk führen oder banale Höflichkeiten austauschen. Sie haben aufgehört, einander zuzuhören, miteinander zu reden. Paradoxerweise in einer Zeit, in der wir vernetzt sind wie noch nie. Oder gerade deswegen. Auch wenn sich mehrere Leute im selben Raum befinden, ist doch jeder in seiner eigenen Welt. Textet, lacht, flirtet, spricht digital – anstatt analog mit dem Tischnachbarn.
Da kann es schon passieren, dass ich mich sehr einsam fühle. Unter Menschen. Und flüchten muss, ins Alleinsein,

wo ich bekanntlich nie einsam bin. Nicht, solange ich von Filmen, Büchern und Musik umgeben bin. In ihrer Kunst bin ich den Menschen ganz nah. Dort sprechen sie zu mir. Ohne Masken, ohne Floskeln. Auch wenn die Erzählungen von Elfen, Waldschraten und Monstern handeln, empfinde ich diese als echter, als lebendiger als so manch einen Zeitgenossen in den alltäglichen Zusammentreffen meines realen Lebens.

Meine Abkehr vom Leben draußen hat auch etwas kindlich Trotziges. Ich gebe es zu.

Ich bin nicht einverstanden. Nicht nur nicht mit der Handy-Obsession – nein, mit der Gesamtsituation. Mit der Welt. Im Ganzen. Sie ist kein besserer Ort geworden. Im Gegenteil. An allen Ecken und Enden wird sie von Krisen geschüttelt. An so vielen Plätzen herrscht soziale Not, Ungerechtigkeit und Krieg. Es gibt Menschen, die behaupten, das wäre immer schon so gewesen, ich hätte es nur nicht bemerkt. Mag sein, dass ich in meiner Egozentrik ausschließlich mit mir selbst beschäftigt war. Mit einem Schauspiel-Casting, einer unerwiderten Liebe, einer geglückten Liebe. Mag sein, dass ich meinem persönlichen Drama mehr Gewicht beimaß als den Geschehnissen, die uns alle betrafen. Die Weltpolitik und mein kleines Leben liefen lange auf parallelen Schienen. Hatten keine Schnittfläche miteinander. Zumindest kam es mir so vor.

Ich bin 1967 geboren, gehöre also zu einer privilegierten Generation. Die selbstverständliche Haltung, die sich durch meine Kindheit, Jugend und noch weite Teile meines Erwachsenenlebens zog, war, dass meine Zukunft besser sein wird, als es meine Gegenwart ist. Die Ausgrenzung, die ich in meiner Kindheit erfahren habe, die Probleme, die ich damals hatte, betrafen nur mich. Nicht die anderen. Das war schmerzhaft und machte mich einsam. Dennoch hatte ich das Gefühl, ich könnte die Seite wechseln, von einer Außenseiterin zu einer Zugehörigen werden. Es gab einen Zufluchtsort. Aber wohin soll ich mich heute retten, wenn allerorts so vieles, woran ich glaube, langsam zusammenbricht?

Tagtäglich schlagen die entsprechenden TV-Nachrichten wie Informationsgeschosse in meinem Alltag ein und hinterlassen kleine Schutthaufen darin. Die dünne Oberfläche meines ruhigen Daseins ist brüchig geworden, droht an vielen Punkten einzubrechen. Noch versuche ich gute Miene zum bösen Spiel zu machen. Aber ich spüre, wie mir langsam die Kraft schwindet. Mich durchzieht ein permanentes, leises Gefühl der Bedrohung. Die Vorahnung einer nahenden Apokalypse, eines Weltuntergangs. Die Ungleichheit wächst, das Vertrauen schrumpft, das Klima spinnt, Demokratien werden demokratisch abgewählt, Bomben fallen. Es gibt Zerstörung, Tote, Leid, Irrsinn. Die Bilder, die in mein Wohnzimmer geliefert werden, haben nichts Fiktionales. Sie sind echt. Für viele Menschen findet die Apokalypse schon statt. Die Welt, wie sie sie kannten, ist bereits untergegangen. Warum sollte der Schrecken vor meinem Leben Halt machen? Unsere vermeintlich stabilen Wertesysteme, die ich naiverweise für dauerhaft hielt, wackeln gewaltig. Auf dem gesamten Planeten und selbst in meinem engsten Umfeld.

Neuerdings werden Äußerungen in meinem Bekanntenkreis hörbar, die frauenfeindlich, homophob, islamophob, antisemitisch oder sonstwie von absurden Vorurteilen angehaucht sind. Diese Äußerungen stammen von Menschen, die sich ihrer abfälligen Haltung nicht im Geringsten bewusst sind. Dabei verkünden sie keine Meinungen, die man früher noch zur Diskussion hätte stellen können. Sie spucken Überzeugungen aus. Was diese Bekannten von sich geben, hätte ich nie vermutet, jemals hören zu müssen. Nicht aus deren Munde. Wie konnten Inhalte dieser Art überhaupt in ihre Gehirngänge gelangen und dort zu Selbstverständlichkeiten wachsen? Auf meine Fassungslosigkeit reagieren die Wortspender zunächst selbst mit Fassunglosigkeit, die bald in mitleidige Überlegenheit umschwenkt. Wie unkritisch ich doch bin. Wie naiv. Wie ich das Offensichtliche nicht sehe. Wie schlecht ich die einseitige Berichterstattung der Mainstream-Medien und ihre Lügen kenne. Im Gegensatz zu mir beziehen meine Expertinnen und Experten ihre Informationen von Expertinnen und Experten im Internet (deren Namen ich noch nie gehört habe) auf Kanälen (Pro-Putin, Pro-China, Pro-Iran, Pro-Trump-, Pro-Israel, Pro-Palästinenser …), die die Welt mit den echten, mit alternativen Fakten versorgen. Diese Menschen sind nicht dumm, sie sind nicht böse. Sie wollen das Gute: Weltfrieden, Gerechtigkeit und Gleichheit. Also dasselbe wie ich, nur ganz anders. Ich kenne eine vegane Yogalehrerin, die Trump toll findet. Einen Pazifisten, der ernsthaft die Existenz Israels zur Diskussion stellt. Eine iranische Akademikerin, die den Gedanken der muslimischen Umvolkung gar nicht so abwegig findet. Und einige mehr, die die Sinnhaftigkeit von Impfungen und die menschengemachte Klimakrise anzweifeln.

Die Geschehnisse auf der Weltbühne haben sich in mein Persönlichstes gedrängt. In meine Beziehungen zu Freunden und Bekannten. Sie kontaminieren meinen bislang geschützten Raum, sorgen für Konflikt und Streit, zwingen mich, auf Distanz zu gehen. Auf Distanz zu Menschen, die ich nach wie vor für warmherzig und gut halte, mit deren plötzlichem Sinneswandel ich aber nicht umgehen kann. Die Geschichten, an die wir gemeinsam geglaubt haben, die uns miteinander verbunden haben, scheinen auserzählt. Meine abgedrifteten Bekannten teilen nun ihre neuen Geschichten mit Fremden, in virtuellen Glaubensgemeinschaften. Sie fühlen sich mit Leuten, die sie noch nie live zu Gesicht bekommen haben, verbundener als mit mir.

Im Zeitalter der sozialen Medien geraten Menschen auf diversen Plattformen in diverse Blasen, werden in ihnen gefangengenommen und mit blasengerechten Informationen gefüttert. Ohne es zu bemerken. In diesen Echokammern bestätigen und verstärken sich latent vorhandene Vorurteile so lang, bis sie zu unumstößlichen Wahrheiten werden. Hat jeder seine eigenen alternativen Fakten, erreicht man einander nicht mehr. Lebt in voneinander isolierten Gedankenwelten, deren jede ihre eigenen Naturgesetze und eigenen Wahrheiten hat, untermauert von scheinbar unwiderlegbaren Beweisen.

George Saunders hat bereits in seinem 2007 erschienenen Aufsatz *The Braindead Megaphone* die Frage aufgeworfen, ob unsere Gehirne für so viel Kommunikation mit Fremden überhaupt geeignet sind. Ob die Flut von Informationen uns nicht derart heillos überfordert, dass wir am Ende kapitulieren, jegliches kritische Denkvermögen einstellen und die meistwiederholten – und wie durch ein Megaphon verstärkten – Stimmen einfach nur mehr nachplappern. Der starre Blick aufs Handy, das ständige Abgelenkt-Werden, die permanente Berieselung machen etwas mit uns. Selbst Philosophiestudenten, deren Hauptaufgabe im Denken besteht, verfügten nicht mehr über die Aufmerksamkeitsspanne, längere Texte zu lesen, beklagt der Philosophieprofessor Thomas Metzinger, in einem Gespräch mit Richard David Precht schon im Jahr 2011. Und bereits 2012 beschreibt Bernhard Spitzer in seinem Buch *Digitale Demenz* mentale Defizite, die die exzessive Nutzung moderner Technologien verursachen kann. Seither äußern sich immer noch mehr Intellektuelle, Philosophinnen und Wissenschaftler zu diesem Thema. So auch 2024 der weltbekannte Historiker und Erklärer komplexer Zusammenhänge Yuval Noah Harari in seinem Bestseller *Nexus*.

Ich halte mich für eine bewusst lebende, kaum suchtgefährdete und bei Bedarf sogar disziplinierte Person. Aber selbst ich bin nicht davor gefeit, in die zahlreichen Fallen der sozialen Medien zu tappen.
Seit Kurzem besitze ich einen Instagram-Account. Der dient ausschließlich der Promotion eines Kinofilms, in dem ich mitgewirkt habe. Eine Freundin hat ihn eingerichtet und betreut ihn. Ab und an schaue ich da rein. Will wissen, was sie über mich und den Film postet – und bleibe hängen. Weniger an den Beiträgen, die meine Freundin postet, als an denen der anderen. Ich speichere Rezepte ab, folge irgendwelchen Promis, besuche Kosmetikseiten, höre mir Klatsch und Tratsch an, ziehe mir zweifelhafte Lebensweisheiten rein und leite niedliche Tiervideos weiter. Nichts von alledem hätte ich mir bewusst und aktiv im Netz ausgesucht. Und dennoch unterhält es mich. Fesselt mich ans Handy. In Drehpausen am Set, beim Warten an der Supermarktkasse, während der U-Bahn-Fahrt. Immer dann, wenn ich gerade keine Zeit für ein Buch oder einen Film habe. Die kurzen Videos sind eine angenehme Ablenkung. Sie fordern mir nicht viel ab – sie kosten mich nur sehr viel.

Die dunklen Mächte unserer Zeit operieren nicht mehr analog, wie in *Penny Dreadful*. Nicht mit Hilfe von Hexen, Zombies oder Werwölfen, sondern mit Hilfe von Künstlichen Intelligenzen. Diese sammeln unsere Daten, entwerfen Psychogramme daraus – und jedes dieser Psychogramme entspricht unseren Persönlichkeiten weit genauer als das Bild, das wir selbst von uns haben oder vermitteln wollen. Die neuen dunklen Mächte wissen, wie lange wir bei welchen Posts verweilen, was wir speichern, was wir liken, was wir kommentieren, was wir weiterleiten. Sie kennen unsere blinden Flecken. Sie wissen, was uns wirklich interessiert. Was uns amüsiert. Was uns wütend macht, uns aufbringt. Viel besser, viel verlässlicher als wir selbst.

Wer auch immer im Besitz dieser Informationen über uns ist, kann uns manipulieren. Im Sinne der jeweiligen Agenda bleiben wir dann länger auf irgendwelchen Seiten hängen, kaufen etwas, wählen eine bestimmte Partei oder stechen Ungläubige nieder. Was immer er/sie/es will, kriecht in unsere Gehirngänge und bleibt dort kleben. Wir glauben dann, immer schon geglaubt zu haben, was sie uns glauben lassen wollen.
Wie das perfekte Verbrechen, das keine Spuren hinterlässt, ist die perfekte Manipulation die, die man nicht nachverfolgen kann. Gerade die Zeitgenossinnen und Zeitgenossen, die sich für unbeeinflussbar halten und ihre Überzeugungen als genuin eigenständig empfinden, laufen Gefahr, zu willfährigen Opfern irgendwelcher Strippenzieher zu werden. Sie glauben nämlich, sie müssten nicht auf der Hut sein. Nicht vor den sozialen Medien. Nicht vor sich selbst.

Menschen sind nicht grundsätzlich schlecht, aber wenn sie mit schlechten Informationen gefüttert werden, fällen sie schlechte Entscheidungen – sagt Yuval Noah Harari. Informationen, die nur aus Fakten bestehen, waren immer schon nur für Kleingruppen spannend. Je mehr Menschen man erreichen will, desto mehr attraktive Inhalte braucht das Informationspaket. Der weitaus wirksamste Inhalt von Information sind Mythen, sind Geschichten. Die Geschichten sollten leicht verständlich, kurz und prägnant sein. Auf keinen Fall komplex und widersprüchlich. Sie sollten Vertrauen wecken, emotionalisieren, Angst machen und Lösungen aufzeigen. Dann wirken sie am besten. Nicht umsonst ist Storytelling längst zum wichtigen Bestandteil von Verkaufsstrategien geworden. Seit jeher bringen Vertreterinnen und Vertreter ihre Produkte so an Mann und Frau. Seit jeher verkaufen Spindoktoren so Politiker und Politikerinnen und Machthaber so ihre Kriege. Nicht mit Fakten, nicht mit der Wahrheit, sondern mit fiktionaler Glaubwürdigkeit. »Die Leute wollen ein Schauspiel sehen, wie im Theater. Aber sie wollen nicht, dass man merkt, dass es eine Inszenierung ist«, sagt der PR-Berater Klaus Kocks, »das erzeugt die Bereitschaft, den vorgezeichneten Weg mitzugehen.«

Die Vormachtstellung des Homo sapiens beruht auf seiner Vorstellungskraft. Auf der einzigartigen menschlichen Fähigkeit, Geschichten zu erfinden, erklärt uns Harari. Solange sie vorbehaltlos an ein und dieselbe Fiktion glauben, befolgen selbst einander gänzlich fremde Menschen die gleichen Regeln, die gleichen Normen, akzeptieren die gleichen Grundwerte. Dieses Prinzip gilt sowohl für Religionen als auch für Spiele. Glaubt man nicht an die erfundenen Regeln, dass jeweils elf Personen in jeweils zwei Gruppen einen Ball ins gegnerische Tor schießen müssen, gibt es kein Fußballmatch. Auch Unternehmen sind fiktionale Entitäten. Rechtssysteme, die Menschenrechte, selbst Nationen sind nur Konstruktionen unseres Gehirns, objektiv nicht fassbar.

Die erfolgreichste Geschichte, die der Mensch erfunden hat, ist das Geld, macht uns Harari aufmerksam. Tatsächlich vertrauen wir weltweit seit Jahrhunderten der mäßig glaubwürdigen Geschichte, irgendjemand würde uns für den zerknitterten Schuldschein eines Staats auch nur einen runzeligen Apfel verkaufen. Funktioniert aber. Mittlerweile immer weniger mit konkreten Schuldscheinen als rein virtuell, unter mehrheitlicher Mitarbeit von Künstlichen Intelligenzen. Dabei können wir Geld nicht essen, nicht trinken und uns nur sekundenlang daran erwärmen – sofern es sich noch um Scheine handelt. In unseren Zivilisationen regiert Geld die Welt. Wir haben das so entschieden und schlagen uns dafür auch mal gerne die Köpfe ein.

Das Beispiel des Geldes bestätigt: Unsere Realität besteht zu einem wesentlichen Teil aus Fiktionen. Wir brauchen Geschichten. Sie verhindern – in Verbindung mit Ordnung – das Chaos und machen uns so zur mächtigsten Spezies auf der Welt. Vor allem schaffen Geschichten das, wonach wir uns alle sehnen: Zugehörigkeit. In einer Gruppe von Gleichgesinnten fühlen wir uns sicher. Dort können wir uns der Last unserer Individualität entledigen. In die Gruppe hineinschmelzen, ein Teil eines größeren Ganzen werden, das uns trägt. Für diesen prinzipiell paradiesischen Zustand sind wir bereit, viel zu opfern. Oft unsere Vernunft, manchmal auch unseren Verstand. Was die Gruppe vorgibt, wird dann nicht weiter hinterfragt. »Unter dem Kanaldeckel lauern Ärzte, die einen durch die Schuhsohle impfen!« – »Haitianische Migranten essen Hunde und Katzen!« – »Bill Gates will die Menschen per Mikrochip steuern!« usw.

Erkenntnisse aus den Sozialwissenschaften bestätigen diese Beobachtung und erklären sie zusammengefasst so: Die

Unglaubwürdigkeit von Aussagen führt beim einzelnen Mitglied nicht, wie man meinen und hoffen würde, zur Distanzierung von der Gruppe. Im Gegenteil – je absurder die aufgestellten Behauptungen sind, desto größer ist die Loyalität, die man unter Beweis stellt, wenn man sie verteidigt. Das verstärkt die Abgrenzung nach außen und damit den Rückhalt nach innen. Mit erheblichen Konsequenzen: Hat man nämlich den Zeitpunkt verpasst, das Falsche als falsch zu entlarven, ist man gezwungen, sich immer weiter in Behauptungsspiralen hineinzuschrauben. Und sollten einen dann doch Zweifel überkommen, erfordert es eine fast übermenschliche Überwindung zuzugeben, dass man irregeleitet worden ist. Es steht viel auf dem Spiel. Man verliert nicht nur sein Gesicht, seine Gruppe, man verliert auch den Glauben an sich selbst, den die anderen schon vorher an einen verloren haben. Deswegen halten Menschen oft gegen jede Evidenz vehement am Grotesken fest. Machen die Andersdenkenden lieber zu Feinden, als ihnen zuzuhören. Sie müssen, sonst laufen sie Gefahr, ihr Glaubensgerüst und damit auch ihr Ego in sich zusammenbrechen zu sehen.

Ich beiße in mein letztes Stück Schokolade und sehe zu, wie Frankensteins Monster von einem Mob verprügelt wird. Nicht, weil es etwas verbrochen hat, den Groben und Gemeinen reicht es schon, dass da jemand bloß anders ist. Frankensteins Monster lernt in ein und derselben Nacht die Grausamkeit der Menschen kennen – aber auch ihre Güte. Ein ehemaliger Schauspieler, jetzt Theaterdirektor, gibt ihm zu essen und ein Dach über dem Kopf. »Es gibt einen Ort, wo Deformierte Gnade finden. Wo die Hässlichen schön sein können. Wo Fremdartigkeit nicht gemieden, sondern gefeiert wird. Dieser Ort ist das Theater.« Der Mann stellt

das Monster als Bühnenarbeiter ein und gibt ihm »Caliban« als nom de théâtre. »Nacht für Nacht sterben die Schauspieler auf schreckliche Weise und stehen wieder zur nächsten Vorstellung auf. Sie sind unsterblich wie ich, Kreaturen der ewigen Wiedergeburt«, erkennt Caliban. Es gibt keinen besseren Ort für ihn als das Theater. Und dennoch bleibt er auch dort im Dunkeln. Um sein Herz zu schützen, wie er sagt. In den Nächten, nach den Vorstellungen, macht er sich auf die Suche nach seinem Schöpfer – und findet ihn. Caliban verlangt von Frankenstein, ihm eine Gefährtin, unsterblich wie er selbst, zu erschaffen. Denn er hat noch etwas erkannt: Neben den Dingen, nach denen alle hungern – Essen, Unterkunft, Wärme, Poesie –, sei die Liebe das Wichtigste. Sollte Frankenstein sich weigern, drohe ihm Schreckliches. »Du kennst den Horror nicht, bis ich ihn dir gezeigt habe.« Mit diesen Worten lässt Caliban den zutiefst Verschreckten stehen und verschwindet im Dunkel der Nacht.
Frankensteins Monster: In ihm spiegelt sich unser aller Dilemma wider – unsere Sehnsucht nach Zugehörigkeit, nach Liebe. Danach, gehört und gesehen zu werden. Gelingt es uns nicht, diese Sehnsucht zu stillen, laufen auch wir Gefahr, zu brutalen Monstern zu verkommen. Allmählich, leise, ohne dass wir es merken. Verlieren wir das Vertrauen in das Gute und Edle der Menschen, das Vertrauen in unsere Fähigkeit, freundlich und gütig zu sein, ist keiner von uns davor gefeit.

Das Grobe und Gemeine um mich wächst rasant, ich kann es deutlich spüren. Ich fühle mich so, wie es A. E. Housman in einer gewaltigen Gedichtzeile beschreibt: »I, a stranger and afraid, in a world I never made.« Leute, die grundlegend andere Geschichten vom Leben erzählen als ich, sind salonfähig geworden. Sie erringen immer mehr Macht. Sie posaunen ihre menschenverachtende Polemik lärmend heraus und stoßen dabei auf bedenklich wenig Ablehnung. Ich will sie nicht hören. Deswegen habe ich mich auf mein Sofa geflüchtet und schaue *Penny Dreadful*. Am Ende jeder Folge läuft der Abspann mit den Namen all jener, die entweder persönlich oder mit Inhalten an der Schaffung des Werkes beteiligt waren. Eine detaillierte Quellenangabe der Fiktion. In Zeiten von Fake News empfinde ich diese Transparenz als wohltuend und vorbildlich.

Ich kehre der Welt zunehmend den Rücken. Aber wie lange kann ich das durchhalten? Auch wenn ich nichts von ihr wissen will, wird die Welt mich in Ruhe lassen? Selbst wenn ich meine Augen und Ohren verschließe, meine Sinne runterdrossele, mich mit Schokolade, Sahnetorte und Serien betäube – die neuen Hardliner, die Populisten, die Bullies sind immer noch da. Egal wie sehr ich mich totstelle. Soll ich ihnen wirklich widerstandslos das Terrain überlassen?

Ich erinnere mich an ein Interview mit dem Journalisten und Schriftsteller Navid Kermani. Er weist darauf hin, dass wir nicht so sehr über die Stärke der Populisten entsetzt sein sollten, sondern über unsere eigene Schwäche. Denn sie sei es, die sie erst stark mache. Er hat recht. Ich muss mich an der eigenen Nase nehmen. Als junger Mensch hat mich die Flucht in Traumwelten resilienter gemacht, für meine Aufgaben in der Realität. Heute will ich nicht mehr zurück, in die Realität. Zumindest nicht, solange ich mit meinem Sofa verschmolzen bin. Da fühle ich mich sicher, geborgen, im Schlaraffenland-Modus. Aber es hilft nichts. Irgendwann muss ich den Arsch in der Hose haben und ihn aus meiner Einzelblase hinausbewegen. Unter Menschen. Auch unter solche, die von jüdischen Weltverschwörungen und muslimischen Umvolkungen quasseln. Denn es gibt sie da draußen, leider zuhauf. Ich entkomme ihnen nicht.

Menschen glauben und erzählen unterschiedliche Geschichten. Manche davon mag ich. Einige lehne ich vehement ab, manche verabscheue ich regelrecht. Dennoch werden sie erzählt. Das ist ein Faktum. Ohne Alternative. Das muss möglich sein, in der Demokratie.
Ich muss also tun, was ich mir von den anderen wünsche – den Andersdenkenden zuhören, ohne gleich zu urteilen. Vielleicht erfahre ich ja dann, wieso jemand denkt, was er denkt. Fühle das verzweifelte Flüstern hinter einer lauten Stimme. Erkenne, dass dieser Mensch nachvollziehbare und legitime Sorgen hat, die sich gar nicht so sehr von meinen unterscheiden. Auch er ist wahrscheinlich unsicher, hat Angst, muss sein Herz ebenso schützen wie Frankensteins Monster – und ich. Nicht immer werde ich eine plausible Erklärung für das Grobe und Gemeine finden. Und eine Erklärung ist noch lange keine Entschuldigung. Aber zuhören hilft, in Kontakt zu bleiben. In Kontakt bleiben hilft mir, keine Geschichten über den anderen zu konstruieren – ohne Abgleich mit der Realität. Die Bilder, die wir in unseren Köpfen von den Nichtgemochten malen, sind meist aus Angst geboren und entwickeln sich leicht zu Horrorvisionen. In Kontakt bleiben hilft, bei den Fakten zu bleiben. So unschön sie auch sein mögen.

Ich greife zu meinem Glas Rotwein und trinke es aus. Auf ex, Histamin-Allergie hin oder her. In harten Zeiten gilt es harte Maßnahmen zu setzen und kein Lulu zu sein. Und trotzdem sinke ich noch tiefer in mein Sofa. Vom Arsch-Bewegen keine Spur. Mir fehlt gerade eine konkrete Strategie. Wie soll ich meine Theorie der blasenübergreifenden

Kontaktaufnahme in die Praxis umsetzen? Soll ich mich auf die Straße stellen, mit einer Tafel um den Hals, auf der steht: »Alle Andersdenkenden zu mir, hier findet ihr Gehör«? Wenig erfolgversprechend, außer ich will mich zur Vollidiotin machen. Aber warum gleich auf dem schwierigsten Level anfangen? Aus dem Stand in die Höhe springen? Nein, ich brauche Anlauf. Für die Konfrontation mit denen am diametral anderen Ende meiner Werteskala. Warum nicht bei meinen Freunden und Bekannten beginnen? Bei denjenigen, die von unserem gemeinsamen Weg abgebogen sind. Nicht radikal, nicht in die entgegengesetzte Richtung, nur auf eine Nebenstraße. Noch sehe ich sie darauf wandeln. Umschart von anderen – in meinen Augen – Irregeleiteten. Rufe ich ihnen nicht nach, sind sie bald verschwunden. Aus meiner Sicht, aus meinem Leben. Meine Enttäuschung darüber, dass Menschen, die mir nah sind, von mir wichtigen Werten abweichen, ist groß. Es verletzt mich. Deswegen habe ich den Kontakt zu ihnen reduziert. Ich wollte mich der eigenen Wut über sie nicht aussetzen. Zuhören und miteinander reden. Von Angesicht zu Angesicht. Wenn ich das nicht einmal mit mir vertrauten Menschen schaffe, wie soll es dann mit Fremden funktionieren?

Kein Mensch besteht nur aus Ideologie und Meinung. Auch wenn wir das manchmal zu glauben scheinen. Der schon erwähnte George Saunders bringt ein treffendes Beispiel dafür: Menschen in einem Baseballstadion benehmen sich in der Regel friedlich, auch wenn sie leidenschaftliche Anhänger verschiedener Spielergruppen sind. Lädt man dieselben Menschen in dasselbe Baseballstadion zu einer Kundgebung über Migration ein und fordert sie zudem noch auf, sich gemäß ihrer politischen Gesinnung blau (Demokraten) oder rot (Republikaner) anzuziehen, wird die Stimmung weitaus aufgeheizter sein. Es sind in beiden Fällen dieselben Menschen, aber diesmal könnten sie sich die Köpfe einschlagen.

Geschichten sind Erfindungen. Keine Realität. Sie sind weder gut, noch sind sie böse. Dennoch sind sie mächtig. Man kann sie so und so einsetzen. Für das Gute und das Böse.
»Einen Mythos der Menschheit – in dem die Erde die Heimat des Menschen ist – gibt es noch nicht«, meinte der Publizist Joseph Campbell. Aber ihn zu erschaffen, hielt er für unumgänglich. Allerdings: »Er wird nicht vom Gehirn entworfen, sondern vom Herzen erfahren.«

Okay, dann leiste ich mal meinen Beitrag dazu. Ich stimme mein Herz darauf ein, das Gemeinsame zu feiern, anstatt das Trennende zu bedauern. Ich erkläre mein Sofa zur handy- und gesinnungsfreien Zone und lade alle ein, die ich begonnen habe zu meiden. Sollen sie mit mir darauf sitzen, meine abgedrifteten Freunde und Bekannten. Wir könnten uns gemeinsam gruseln, gemeinsam lachen, gemeinsam weinen. Über Frankensteins Monster und Co. Oder über wen auch immer, egal. Da bin ich großzügig. Ich lasse die anderen aussuchen. Wir können uns zwischendurch schlechte Witze erzählen, Rezepte austauschen und uns über die neuesten Kosmetik-Trends unterhalten. Wir können heiter sein und uns ein wenig die Angst vor dem Schlechten in der Welt nehmen. Wir können uns gegenseitig, an unseren Meinungen vorbei, in unsere dampfenden, pochenden Herzen greifen und wieder wahre Begegnungen schaffen. Frei von Ideologie und Rechthaberei. Nur so, da bin ich mir sicher, gehen wir einander nicht verloren. Und wer weiß, vielleicht gelingt dies auch mit den anderen, den Schwierigen, den uns gänzlich Fremden. Und irgendwann einmal mit der ganzen Welt. Dann fühlen wir uns alle nicht mehr so unsicher in ihr und müssen nicht mehr so viel streiten.

Mag sein, dass ich zu viele Geschichten gesehen und gelesen habe. Wie Don Quijote. Vielleicht geht meine Fantasie nun vollends mit mir durch. Sehr wahrscheinlich sogar.
Aber verlangen nicht gerade die dunklen Zeiten von uns, erst recht an unsere Vorstellungskraft zu glauben? Sie nicht in den Dienst der Ablehnung, sondern in den der Hoffnung zu stellen? Das Gute und Edle im Menschen hochzuhalten? Über alle Hindernisse hinweg? Ist es nicht etwa genau dieser Glaube, diese Hoffnung gewesen, die uns vor vielen der von uns bisher befürchteten Katastrophen beschützt haben? Immerhin sind all die Weltuntergänge, die seit jeher von uns heraufbeschworen werden, bis heute noch nicht eingetreten.

Noch aber fehlt der erste Ruck zum ultimativen Weltfrieden. Ich muss mich erheben. Von meinem Sofa. Uff! Ich kippe noch ein Glas Rotwein runter. Für den Mut. Holladrio!! Leicht fällt es mir nicht. Aber auf dem Weg zum Supermarkt und zur Konditorei werde ich ein paar Anrufe machen. Sehen, wer Lust hat auf eine Monster-Party bei mir. Auf meinem Sofa, das zur neutralen Zone erklärt ist. Mit Sahnetorte, Schokolade, Chips und Rotwein. Wer könnte da wohl widerstehen?

Dramolett
Tiefstatus

Selbst das prächtige Herbstwetter kann der modrigen Trostlosigkeit des Altwiener Hinterhofes nichts anhaben. In seiner Mitte steht ein früh vergreister Stoppelbärtiger – im karierten Küchenkleid, mit Kopftuch, Schürze und Zigarette. Neben ihm rauchen zwei etwas jüngere Männer – in sperrigen Stoffsäcken, die man mit Geflügelfedern zugetackert hat. Mit schlaffen Hahnenkämmen aus Gummi auf dem Kopf, die bei jeder Bewegung mitwackeln.
Ich lehne beim Ausgang an der Wand. Mich hat es nicht so knallhart getroffen – ich stecke nur, als damals Dreißigjährige, in schreiend bunter Teenager-Kleidung.

Unschwer zu erraten, dass wir uns in der Rauchpause einer Produktion eines Kindertheaters befinden. Vergewaltigt wird das Opus magnum von Wilhelm Busch, geprobt die Szene von Witwe Bolte mit den toten Hühnern. Aus dem berühmten Brüderpaar hat man zwei Schwestern gemacht und eine davon mit mir besetzt.
Ich zünde mir die zweite Zigarette an. Hadere mit der Berufswahl »Schauspielerin«. Beobachte meine drei Kollegen, zwischen denen sich der folgende Trialog entspinnt:

Witwe Bolte:	*Ich hab euch gesehen. Letztens, bei der Festival-Premiere.*
Totes Huhn 1:	*Ja, da war ich. Leider.*
Totes Huhn 2:	*Unwürdig war das. Total unwürdig.*

Der rotwangige Regisseur betritt mit einer Dose Billigbier den Hof. Fingert umständlich ein Zigarillo aus der Schachtel. Die Witwe Bolte und die toten Hühner zücken eilfertig ihre

Feuerzeuge. Der Regisseur wendet sich jedoch ab, kommt mit auffordernden Blick auf mich zu. Ich gebe ihm brav Feuer. Er kehrt zu seinen Männern zurück.

Totes Huhn 1: *Der Gert Voss kann einfach keinen Tiefstatus spielen.*

Totes Huhn 2 stimmt kopfnickend zu, sein Hahnenkamm wackelt euphorisch mit. Auch der Regisseur schwingt sich zu einer zustimmenden Geste auf.

Totes Huhn 1: *Der spielt immer nur Hochstatus. Auch wenn er am Boden liegt. Immer nur Hochstatus. Ich glaub dem kein Wort.*
Witwe Bolte: *Na ja, aber in* Don Juan kommt aus dem Krieg, *da war er schon …*

Der alte Herr im Küchenkleid verstummt angesichts von fragend bösen Blicken der toten Hühner 1 und 2. Der Regisseur verschluckt sich am Bier, hustet.

Witwe Bolte: *Eh. Also, stimmt. Nur Hochstatus.*

Zur Bestätigung wackeln nun beide Hahnenkämme. Der Regisseur erfängt sich wieder.

Regisseur: *Ich sag euch was: Das, was der Luc Bondy da inszeniert hat, hab ich schon vor zehn Jahr g'macht!*

Ich weiß nicht, ob ich lachen oder weinen soll. Beschließe, es jedenfalls im Saal zu tun. Dämpfe den Stummel aus und verziehe mich.

Felicitas

NOTIZEN zum Coaching-Seminar, das ich Mitte der Zehnerjahre in Berlin absolviert habe.

Montag, 26. September 2016
Guter Tag. Habe endlich eine Coachee gefunden. Soll Mitte fünfzig sein. Gelangweilt vom Leben als feine Dame, aber sympathisch und sonnig. Der Seminarleiter lobt mich.

Donnerstag, 29. September
Heute Erstgespräch mit Felicitas P. – sehr blond, sehr groß, sehr mager, sehr blass, humorbefreit. Hab ich mir anders vorgestellt. Sie will, dass ich ihr helfe. Will sich leichter und lebendiger fühlen. Mal sehen.

Montag, 31. September
Sitzung 1 mit Frau P. Voll auf Distanz. Prüfender Blick. Steife Haltung. Kontrollfreak. Verspüre ein leises Bedürfnis, sie zu schütteln, damit sie etwas Spontanes macht. Darf man aber nicht als Coach. Dabei würde ich ihr das helfen. Denke ich.

Freitag, 7. Oktober
Zweite Sitzung mit P. und Kamillentee. Stockendes Gespräch. Muss ihr alles aus der Nase ziehen. Frage, was sie denn so träume. P. meint, das wolle ich nicht wissen. Lasse nicht locker.

Samstag, 8. Oktober, 3 Uhr
Ich irre durch ein Labyrinth. Schweißgebadet. Im Dunkeln. Schattenhaft erkenne ich Leitern, die sich über mir im Nichts verlieren. Treppen, die in den Abgrund führen. Gänge, die vor verschlossenen Türen enden. Manchmal blitzt in der Ferne ein Licht auf. Ich laufe dorthin. Aber sobald ich die helle Stelle erreiche, wird sie wieder dunkel. Wenn ich dann

aufwache, überkommt mich das Gefühl, gerade durch mein kafkaeskes Innenleben gelaufen zu sein. So also sieht es in mir aus, denke ich. Keine Chance auf Freiheit. Ich bin gefangen und verloren.
Habe die Aufnahme von P.s Albtraum transkribiert und zigmal gelesen. Strategie gefunden! Gleich ran an ihre negativen Glaubenssätze!

Achtung! Wichtig! Gedanken ordnen für die nächste Sitzung:

Glaubenssätze, zumeist unbewusste Überzeugungen beeinflussen unser Leben massiv. Sie lassen uns immer wieder in den immer gleichen Sackgassen landen – auch wenn wir immer wieder sicher sind, einen anderen Weg eingeschlagen zu haben.

Das Unterbewusstsein ist nämlich ein Hund. Es trickst uns permanent aus. Wir bleiben blind für unsere blinden Flecken. Wir nehmen vor allem unsere negativen Glaubenssätze gar nicht oder viel zu wenig wahr.
Ich bin nicht gut genug …
Ich hab es nicht verdient, geliebt zu werden …
Ich muss leiden, um etwas leisten zu können …
Ich muss tun, was man mir sagt …

In der frühen Kindheit sind wir besonders empfänglich für Glaubenssätze. Unsere unmittelbare Umwelt ist die gesamte Welt. Was dort präsentiert wird, ist die Wahrheit. Wir kennen keine Alternative.
Schnell wird gelernt, was Mama froh oder traurig macht, Papa stolz oder beschämt, die Geschwister freundlich oder bösartig. Schnell wird gelernt, welche Gefühle wir fühlen,

welche wir eher nicht fühlen sollen. Was wir tun und nicht tun sollen. Welche Haltungen wir einnehmen, welche wir ablehnen sollen. Die Glaubenssätze sind durch Kultur, durch Autoritäten, durch markante Erlebnisse, vor allem aber durch unsere Familie, unseren Clan geprägt.

Jede Familie hat eine Art Lebensdrehbuch – das Familienskript. Es wird von Generation zu Generation weitergegeben, enthält Regieanweisungen, Verhaltensregeln, Definitionen und einen vage konzipierten Plot, wie das Leben ablaufen sollte. Wir lesen darin, wer erwünschte und unerwünschte Mitspieler und Mitspielerinnen sind. Wir erfahren daraus, welche Ziele zu erreichen sind. Welchen Wünschen, Werten, Traditionen wir zu folgen haben.
Vor allem aber finden wir im Familienskript Glaubenssätze über das Richtige und Falsche. Einige davon werden ausgesprochen. Andere bleiben unausgesprochen, werden aber dennoch vorausgesetzt. Zudem haben wir alle unsere vorgegebene Rolle in diesem Skript und den (in der Regel) unbewussten Auftrag, diese Rolle zu spielen.

Freitag, 14. Oktober
Habe Felicitas' Interesse geweckt. Mit den Glaubenssätzen (hat mir das Du-Wort angetragen!!!)! Überschüttet mich mit Fragen: Muss ich mich diesem Drehbuch vorbehaltlos unterordnen? Darf ich es umschreiben? Darf ich es aktualisieren, nach meinen Ideen und Bedürfnissen?
Langsam, langsam, liebe Felicitas! Einen Schritt nach dem anderen.

Muss meine Gedanken ordnen für die nächste Sitzung!

DAS AUSBRECHEN

An festgestempelten Mustern zu rütteln, bringt häufig den gesamten Lebensbau ins Wanken. Die Verstrickungen sind komplex, die Verluste durch Veränderungen meist unüberschaubar. Schuldgefühle entstehen. Man fühlt sich illoyal. Hat Sorge, seine nächsten Menschen zu enttäuschen oder gar zu verraten.

Wir alle kennen Geschichten über Menschen, die aus rigiden Religionsgemeinschaften oder zu engen Familienverbänden ausbrechen. Die sich zu verbotener sexueller Orientierung oder anderen unerwünschten Eigenarten bekennen.

Diese Menschen lassen hinter sich, was sie einschränkt. Aber sie verlassen gleichzeitig auch, wozu sie von klein auf erzogen und wovon sie geprägt sind. Vor allem aber verlieren sie den Schutz und die Geborgenheit ihrer Gemeinschaft. Selbst wenn sie es tatsächlich schaffen, ihrem alten Leben zu entfliehen und sich in ein neues zu integrieren – einheimisch werden sie dort nie ganz werden.

Der orthodoxe Jude, der zum Atheisten wird; das muslimische Mädchen, das ihr Kopftuch verweigert; die misshandelte Frau, die nach Jahren endlich ihren Mann verlässt – sie tragen völlig andere Bilder und Erfahrungen in sich als alle, die von vornherein Nicht-Jude, Nicht-Muslimin, nicht misshandelte Frau sind. Die mussten nämlich nicht ihr Wertesystem verlassen, um da zu sein, wo sie sind.

Freitag, 21. Oktober

Felicitas verweigert den Kamillentee.

Sie: Glaubst du allen Ernstes, dass wir ausschließlich unsere vorgegebene Rolle spielen müssen? Dass wir an einer einzigen, total fragwürdigen Version von

	uns selbst festhalten und dabei unglücklich werden sollen? Warum sitzen wir dann überhaupt hier?
Ich:	Nein, das glaube ich nicht. Ein Wandel zum Guten, oder zumindest zum Besseren, ist möglich. Außerdem geht es ja nicht immer um drastische Veränderungen, wie das Wechseln der Religion oder des Geschlechts. Du, zum Beispiel, willst dich leichter und lebendiger fühlen.
Sie:	Ja, das will ich. Und ich will mir nie eingestehen müssen, dass ich nur gelebt habe, was ging – und nicht, was hätte gehen können. Wie komm ich da hin?
Ich:	Mit Coaching.

Samstag, 22. Oktober
Es wird einem nichts geschenkt.
Wer erfolgreich sein will, muss hart arbeiten.
Die Welt ist ein gefährlicher Ort. Wer nicht aufpasst, geht unter.
Ein paar von Felicitas' negativen Glaubenssätzen. Haben wir gestern gut erarbeitet. Sie stammt aus asketischer Familie – keine Ausgelassenheit, keine Leichtigkeit, wenig Gefühle. Ging nur um Disziplin und Leistung. Durfte dabei nicht auffallen und niemandem vertrauen.
Hat jetzt offenbar endgültig Blut geleckt. Will sich gehen lassen, weniger kontrolliert und weniger vorbereitet sein. Sagt, sie ist wild entschlossen, sich zu ändern. Lustig, weil »wild« überhaupt nicht zu ihr passt.

Freitag, 4. November
Felicitas ist eine super Coachee. Lernt schnell, gibt kluge und reflektierte Antworten. Hat weitere wertvolle Einsichten gewonnen:
Es ist ein Irrglaube,

sich für alle Eventualitäten wappnen zu können.
Wer stets sicher und perfekt sein möchte,
läuft erst recht Gefahr zu scheitern.
Ich habe mein Hamsterrad bis jetzt
mit einer Karriereleiter verwechselt.
Wenn ich es allen recht machen will,
nehme ich niemanden ernst.
Nichtstun ist keine Zeitverschwendung,
sondern reine Muße.
Das Perfekte ist bestenfalls richtungsweisend,
niemals realistisch.
Ich darf anderen mein »Nein« zumuten.

Montag, 21. November
Bin verzweifelt. Habe in Wahrheit nur Scheinerfolge erzielt. Egal, was Felicitas' von sich gibt – jede Erkenntnis, jedes Aha-Erlebnis klingt richtig, wichtig und gut. Bleibt aber rein theoretisch. Ihre neue Weisheit ist weit entfernt vom praktischen Leben. Sie ändert sich überhaupt nicht. Ist aber überzeugt, alles dafür zu tun, um sich zu ändern.

Dienstag, 22. November, 3.30 Uhr
Kann nicht schlafen. Felicitas spukt mir im Kopf herum. Wahre Veränderung ist nie einfach. Jedes »Anders-Sein« muss sich zunächst falsch anfühlen – hätte man ja sonst bislang nicht vermieden. Braucht, wie jeder Lernprozess, inneren Widerstand, den man überwinden muss. Felicitas glaubt, »wild« entschlossen zu sein, in Wahrheit macht sie es sich in alten Mustern bequem. Mit reinem Gewissen. Weil sie ja glaubt, intensiv an sich zu arbeiten. Wie soll ich ihr verständlich machen, dass sie sich selbst austrickst? Unbewusst. Werde aufhören, sie zu coachen.

Mittwoch, 23. November, 2 Uhr
Mit Erleuchtung aufgewacht, das ist es! Habe als Schauspielerin zwei Strategien der Verwandlung – von innen nach außen, und von außen nach innen.
Es gibt Rollen, über die ich stundenlang reden kann – ohne Ahnung, wie ich sie spielen soll. Habe keinerlei sinnliche Erfahrung, um sie glaubwürdig darstellen zu können. In so einem Fall nehme ich Äußerlichkeiten als Hilfe. Mache mich auf die Suche nach einem passenden Role Model für meine Figur. Imitiere die Person – ihre Haltung, ihren Sprachduktus, ihren Gang, ihre Mimik. Fühlt sich anfänglich komisch an, wird aber schnell besser – wenn ich nicht primär meinen Kopf, sondern meinen Körper agieren lasse.
Wenn ich mich anders bewege, atme ich anders. Wenn ich anders atme, spreche ich anders. Wenn ich anders spreche, denke ich anders. Wenn ich anders denke, fühle ich anders. Die Magie der Verwandlung beginnt zu wirken, mein Körper und was ich mit ihm mache, hat großen Einfluss auf mein Bewusstsein. Moment, wo hab ich das gelesen?

Mittwoch, 23. November, 13 Uhr
Bin todmüde, aber fertig – mit dem Nachlesen bei der amerikanischen Sozialpsychologin Amy Cuddy. Die hat erforscht, dass unsere Körpersprache nicht nur die Sicht der anderen auf uns beeinflusst, sondern auch, wie wir uns selbst sehen.
Machen wir uns groß, öffnen wir uns, strecken wir das Kinn in die Höhe, nehmen wir Raum ein – also begeben wir uns in eine »Power Pose«, steigt unser Testosteron-Level, das für Dominanzverhalten verantwortlich ist. Wir fühlen uns stärker, selbstbewusster – und agieren danach.
Machen wir uns klein, heben die Schultern, senken den

Blick, dann steigt der Level des Cortisols, unseres Stress-Hormons. Wir fühlen uns schwächer und unsicherer. Aber selbst eine Kleinigkeit wie ein zwischen die Zähne geklemmter Bleistift verändert unsere Stimmung. Die Aktion signalisiert dem Gehirn, dass wir lächeln. Das Gehirn fällt darauf rein – und wir fühlen uns glücklicher, als wir sind.

Das ist es! Ich muss Feilicitas helfen, weniger ihren Kopf, mehr die Intelligenz ihres Körpers einzusetzen!

Freitag, 25. November, 15 Uhr
Felicitas findet Körperübungen und Atemübungen blöd. Will lieber philosophische Gespräche als esoterischen Humbug. Endlich zeigt sie Widerstand! Das beweist nur, dass ich richtigliege. Ich schlage ihr vor, mit mir verschiedene »Power Poses« einzunehmen. Ist ihr peinlich. Gut so, denke ich mir, endlich verlässt sie ihre Komfortzone!

Sie: Ich bin eine erwachsene Frau!
Ich: Ja, na und? Ich auch!
Sie: Ich kann das nicht – Power-Posen!
Ich: Das kann jede! Es gibt hier kein Richtig oder Falsch. Nichts zu beweisen, nichts zu leisten, keine Prüfung, keine Benotung! Nur tun oder nicht tun!

Felicitas sieht mich griesgrämig an.

Ich: Wer ist dein Role Model?
Sie: Role Model?
Ich: Ja! Eine Person, die so wild, leicht und lebendig ist, wie du immer schon sein willst. Du musst mir nicht sagen, wer es ist.
Sie: *(denkt kurz nach, lächelt dann)* Okay …

Freitag, 2. Dezember
Felicitas wirkt tatsächlich verändert. Scheint irgendwas

begriffen zu haben. Hat offenbar unsere Übungen in ihren Alltag integriert. Denkt merklich nicht mehr über alles nach. Hat sichtlich ein verstärktes Körperbewusstsein. Atmet mehr in den Bauch als in die Brust. Bewegt sich geschmeidiger, wenn auch noch unweiblicher als zuvor. Begleitet beim Reden ihre Sätze mit einem kurzen, kehligen, aber sympathischen Lachen.

Freitag, 9. Dezember
Felicitas wird mir unheimlich. Der Gang der großen, vormals steifen Frau ist nun eher ein schlampiges Tänzeln. Sie legt im Sitzen die Beine auf den Tisch. Trägt mehrere dicke Silberringe an den Fingern, einen mit Totenkopf … Bin leicht irritiert. Egal, ist ja nur eine Übung.

Freitag, 16. Dezember
Unsere letzte Sitzung – haben wir so vereinbart. Felicitas kommt grinsend hereingeschlurft. Legt einen perfekt gedrehten Joint auf den Tisch. Nimmt einen tiefen Zug aus der mitgebrachten Flasche Scotch. Bietet mir beides an. Ich lehne entgeistert ab. Sie zuckt die Achseln. Lässt sich in den Sessel fallen. Beine auf den Tisch, kehliges Lachen.
Sie: Und? Wer bin ich?
Ich: Ich … hmmm … keine … Ahnu…
Sie: Keith Richards, wer sonst?
Ich: Darf ich doch einen Schluck haben, bitte?

Keith Richards. Der Leadgitarrist der Rolling Stones. Eine Naturgewalt. Eine Ikone der Rockmusik. Für Felicitas ein Sinnbild der Freiheit – unzähmbar, charismatisch, wild und zudem noch weise. Ein Mensch, der es trotz schwerer Drogensucht und vieler dunkler Stunden in seinem Leben geschafft hat, sich selbst immer treu zu bleiben.

Bin am nächsten Tag mit einem ziemlichen Kater aufgewacht. Kein Wunder …

Mit Felicitas P. geschah kein Wunder. Sie blieb, wer sie war – und wurde dennoch anders. Sie hatte sich aus dem starren Korsett ihres Ichs befreit. Nicht dauerhaft, aber immer wieder mal, von außen nach innen. Sie erspielte sich kleine Inseln der Kreativität und Unbekümmertheit – im geschützten Raum.
Das setzte auch außerhalb meiner und ihrer vier Wände einen Prozess in Gang. Felicitas' Schultern senkten sich, ihr Gesicht bekam weichere Züge, ihre Handlungen wurden spontaner. Sie blühte langsam auf, lernte tatsächlich, leichter und lebendiger zu werden.

Das Spielen hebelte Felicitas' tiefsitzende Glaubenssätze nicht aus. Aber es erweiterte ihre Möglichkeiten, damit umzugehen. Das ist das Schöne an Role Models. Bei ihrer Auswahl sind der Fantasie keine Grenzen gesetzt – es gilt ja nicht zu werden wie die Vorbilder. Es reicht, sich von ihnen inspirieren zu lassen. Wenn schon nicht zu einem perfekten, dann zumindest zu einem besseren Leben.
Das ist mehr, als viele von uns zu erreichen wagen.

Sein, wer ich nie war

In Vorbereitung auf die Rolle des zwangsneurotischen Howard Hughes in *The Aviator* suchte Leonardo DiCaprio den weltweit anerkannten Forscher auf dem Gebiet der Neuroplastizität, Psychiater Jeffrey M. Schwartz, auf. Fragt man die Künstliche Intelligenz, was darunter zu verstehen ist, bekommt man folgende Antwort: »Neuroplastizität beschreibt die Fähigkeit des Gehirns, sich (…) zu verändern, um sich an neue Erfahrungen oder Situationen anzupassen.« Dr. Schwartz machte es sich zur Aufgabe, den Schauspieler nicht nur theoretisch über Zwangsstörungen aufzuklären, sondern ihn zu einem Zwangsgestörten zu machen. Zu einem Menschen, der sich obsessiv die Hände waschen muss, Lichtschalter berühren, eine bestimmte Schrittfolge einhalten, ausgewählte Worte wiederholen und vieles mehr. DiCaprio, ein auf Wahrhaftigkeit und Virtuosität abonnierter Schauspieler, ließ sich auf das Experiment ein.

Am Ende der Dreharbeiten zu dem Film trug er tatsächlich eine milde Form der Krankheit davon. Offensichtlich hatte er sich unter der Anleitung von Dr. Schwartz, aber vor allem kraft seines Vorstellungsvermögens so sehr in seine Rolle versetzt, dass sich sein Gehirn verändert hatte. Es soll ein Jahr gedauert haben, bis er wieder ganz der Alte werden konnte. Das spricht für das Veränderungspotenzial unseres Denk- und Fühlapparates, vor allem aber für die Macht der schauspielerischen Einbildungskraft. Sie kann vielleicht keine Berge versetzen, aber nachweisbar mentale und körperliche Veränderungen hervorbringen.

Wie war DiCaprio das gelungen? Hatte er seine Identität aufgegeben, war von Leonardo zu Howard geworden? Oder spiegelte sich in seiner Darstellung nur eine Projektion seiner selbst wider, etwas, das bereits angelegt war in ihm und bloß auf eine Gelegenheit wartete, um zum Vorschein zu kommen? Fest steht, dass Leonardo trotz seiner wundersamen Verwandlungskunst Schauspieler geblieben ist. Immerhin musste er vom Hotel abgeholt und zum Drehort gebracht werden, in der Maske sitzen, sein Kostüm anlegen. Am Set musste er im Licht stehen, seinen Text beherrschen, aufs Stichwort reagieren, Anweisungen des Regisseurs befolgen. Das tat er nie als Howard Hughes, sondern stets als Leonardo DiCaprio. Er hatte also trotz signifikanter Veränderung seines Gehirns sein Ur-Ich behalten und als dieses eine fulminante schauspielerische Leistung vollbracht, für die er, wenn schon nicht mit dem Oscar, dann doch mit einer Oscarnominierung belohnt wurde.

Schauspieler haben prinzipiell eine flexible Weltbeziehung. Ihre Ränder sind durchlässig. Beruflich zumindest. Dort, wo andere Mauern aufziehen, um sich zu schützen, sind sie offen und neugierig. Auf das Ungekannte, das Andere, das Fremde. Sie wollen sich in neuen Variationen, in neuen Kombinationen in Bezug auf die Welt wiederfinden, um die ihnen – wie Max Reinhardt schreibt – »eingeborenen, aber vom Leben nicht befruchteten Möglichkeiten zu entfalten«. Diese Möglichkeiten sind in uns allen angelegt, viel mehr wahrscheinlich, als wir jemals erahnen können.

Und dennoch sind Schauspieler keine leeren Hüllen, die man immer wieder mit neuen Inhalten füllt. Ohne ausgeprägtes Eigenleben, ohne Eigengeschmack. Widerstandsfrei, anpassungsfähig, und daher wandelbar. Sie ändern nicht mit jeder Rolle ihr Leben, werfen nicht alles, was und wie sie sind, ständig über Bord. Sie werden keine Mafiabosse, keine Mauerblümchen, keine Rächerinnen, keine Landstreicher, auch keine Zwangsgestörten, nur weil sie gerade welche gespielt haben. Weder verlassen sie ihre Lebenspartner, noch wandern sie aus, sie geben ihr Kind nicht zur Adoption frei, sie wechseln nicht einmal ihr Lieblingsrestaurant. Gerade ihr flexibles und durchlässiges Wesen verlangt nach einem stabilen Wesenskern. Wie sonst sollten sie fremde Seelenlandschaften erkunden, ohne in ihnen verlorenzugehen? Um temporär jemand anderer zu werden, muss man fest in sich selbst verankert sein.

Gute Schauspielerinnen und Schauspieler sind eigenwillig. Sie lassen sich in keine vorgegebenen Schablonen stecken. Sie bringen immer ihr Persönlichstes mit in die Rolle ein, sind originell, nie austauschbar. Kein Hamlet gleicht dem anderen. Sandra Hüller spielt ihn zwischen Kindlichkeit und Raserei, Jude Law verzweifelt und komisch, Angela Winkler gibt einen schutzlos ausgelieferten – Rory Kinnear einen studentischen Hamlet in Sportschuhen und Sweater. Die Figur ist an das mentale Versorgungssystem des Schauspielers angedockt, nährt sich geistig von ihm und seiner Fantasie. Darum gehen wir oft nur wegen der einen Schauspielerin, wegen des einen Schauspielers ins Kino oder ins Theater, um zu sehen, wie sie oder er diese eine Rolle interpretiert.

Egal wie sehr sich Schauspieler verwandeln, ihr Wesen zieht sich wie ein roter Faden durch die diversen Charaktere, die sie verkörpern. Sie verlieren ihr wahres Selbst nie. Gerade weil sie es dem Andersartigen, dem Fremden aussetzen, kommt das Unveränderliche, ihr Wesenskern umso deutlicher zum Vorschein. In einer Zeit, in der viele nach einem Alleinstellungsmerkmal suchen, um in der Masse nicht unterzugehen, zeigen uns Schauspieler, wie interessant und faszinierend Persönlichkeit in Kombination mit Können und Talent sein kann.

Würden sich Schauspieler in ihren Rollen bis zur Unkenntlichkeit verändern, würden wir ihre Leistung gar nicht zu schätzen wissen. Wir könnten das Ausmaß ihres Talents, ihres Könnens, ihre Verwandlungskunst nicht erfassen. Wir würden glauben, auf der Bühne, auf der Leinwand lediglich verschiedenen Menschen bei verschiedenen Handlungen in verschiedenen Situationen zuzuschauen. Menschen, die tatsächlich wären, wer sie vorgeben, zu sein. Wo bliebe da die Kunst? Der Reiz des Spiels liegt ja gerade darin, zu wissen, dass es ein Spiel ist, und es absichtlich zu vergessen. Genau in dieser freiwilligen Selbsttäuschung liegen die Kraft und die Macht des Spiels. Für das Publikum und für die Akteure. Wäre Leonardo DiCaprio sonst zu dieser gnadenlosen Wahrhaftigkeit, zu dieser mentalen Höchstleistung fähig gewesen? Ohne Spiel?

Im Spiel darf ich sein, wie ich nie war, womöglich nie sein werde, aber sein kann. Im Spiel ist alles möglich. Im Spiel darf alles sein. Nach Regeln. In einem geschützten Raum. Und da ich jederzeit aussteigen kann, fällt es auch leichter, mutig zu sein, mich in der Rolle auszudehnen, wenn's sein muss, über meine Grenzen hinaus, auch in meine Abgründe hinein. Dinge zu tun, die ich im realen Leben nie tun würde, die gefährlich wären, für die ich mich womöglich schämen müsste. Genauso gut auch über mich hinauszuwachsen, die Heldin zu sein, für die mir in meinem Alltag der Mut fehlt. Ich kann das. Im Spiel. Ich darf das. Ich soll es sogar. Als Schauspielerin habe ich einen Auftrag dazu, anders zu sein, als ich bin. So lerne ich mich selbst spielerisch immer besser kennen. Am Ende kann ich immer noch sagen, das bin nicht ich. Das ist die Figur. Oder bin ich es doch? Wo höre ich auf, wo beginnt die Rolle? Sind die Grenzen so klar auszumachen?

Wenn Leonardo DiCaprio sich im Spiel in einen Zwangsneurotiker denken und fühlen kann, dann ist vieles möglich. In der Bandbreite des Menschlichen. In alle Richtungen. In Abgründe und in lichte Höhen. Vielleicht leben wir alle ein wenig wie zwangsneurotische Menschen. Unfähig, aus unserem gegebenen Lebensentwurf auszubrechen. Verdammt dazu, immer wieder dieselben Vorgänge zu wiederholen, dieselben Wege zu gehen, gegen dieselben Mauern zu stoßen. Aus Gewohnheit. Aus Angst. Aus Unachtsamkeit.

So betrachtet, bedeutet Authentizität, seltener zu fragen: »Wer bin ich?«, sondern: »Wer könnte ich sein?« Im Vertrauen auf unseren stabilen Wesenskern neugieriger zu sein auf all die ungelebten Möglichkeiten, die in uns angelegt sind. Eine flexiblere, facettenreichere Beziehung zum Leben zu entwickeln. Kreativer zu sein im Alltag, mutiger auch. Das vermeintlich Selbstverständliche immer wieder mal neu zu denken. Eine radikale Änderung im Leben mag uns dann nach wie vor schwerfallen – eine Entschuldigung, unseren Horizont zu erweitern, gibt es in jedem Fall nicht.

Kein Opfer

»No one likes a victim to be a victim«, predigt Ivana Chubbuck, die zur Elite der amerikanischen Schauspiel-Coaches zählt. »Selbst wenn dir jemand eine Pistole an die Schläfe hält und dabei ist abzudrücken – sei kein Waschlappen, geh in Würde«, habe ich sie bei einem Workshop sagen hören.

Indem man sich immer wieder auf die eigene Opfergeschichte beruft, richtet man den Fokus auf Machtlosigkeit. Aber selbst auf die schrecklichsten Unzumutbarkeiten des Lebens sind kraftvolle Antworten möglich.
»Fear is not an option. Never be a victim.« Diese Worte hat Lilly Nahmias, eine Auschwitz-Überlebende, ihrer Tochter, Diane von Fürstenberg, mitgegeben. »Das erklärt, wer ich bin«, sagt diese in einem Interview für die *Süddeutsche Zeitung*, »nicht die Tochter eines Nazi-Opfers, sondern die einer Frau, die mit einem Lächeln ins KZ ging.«

Die Radikalität dieses Gedankens beeindruckt mich – unter keinen Umständen so werden, wie der Gegner sich dich wünscht. Nämlich schwach.

Jenseits von gut

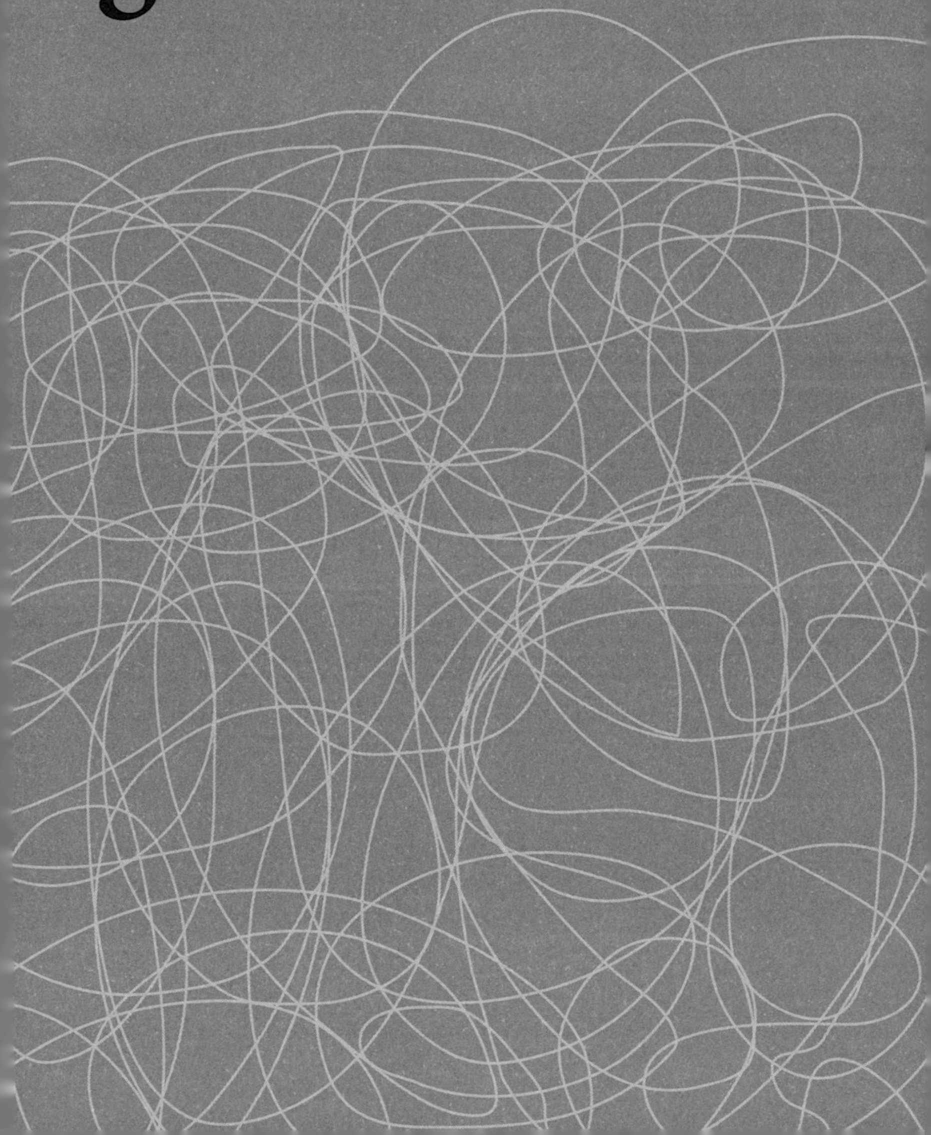

Mein Freund Peter hatte mal ein Erweckungserlebnis. In der New Yorker U-Bahn. Für einen Moment, erzählt er, haben sich zwischen ihm und den Menschen die Grenzen aufgelöst. Plötzlich war er ein alter Mexikaner, eine ganze asiatische Familie, ein Liebespaar, ein Obdachloser, ein adipöser Junge … Er war eben alle, die rundum saßen und standen. Und nicht nur das, er war auch Sitz und Haltegriff. Er war alle und alles. Wochen danach war Peter noch beseelt von dieser Erfahrung der spirituellen Superlative. Er hatte tatsächlich erlebt, was Gurus weltweit propagieren: Das Ich ist eine Illusion und wir alle sind eins.

Ich wünschte, ich könnte das auch. Mich mit Wildfremden eins fühlen. Mir fällt es ja schon manchmal schwer, einfach nur tolerant zu sein. Obwohl ich das wirklich will, mich wirklich bemühe. Aber zu tolererieren, also zu erdulden, was einem nicht gefällt, was man nicht richtig findet – kann das jemals einfach sein? Das ist eine Leistung. Man sollte sie dennoch auf sich nehmen, finde ich. Warum? Weil ich an Vielfalt und Gleichberechtigung glaube und davon überzeugt bin, dass jeder Respekt verdient, auch wenn er anders denkt oder anders fühlt als ich. Weil ich mich in einer Welt, wo nicht alle sind wie ich, aber jeder sein darf, wie er will, sicherer und wohler fühle. Toleranz mag mir einiges abfordern, aber sie lohnt sich. Für mich und die Welt.

Intoleranz walten zu lassen hingegen, ist ganz einfach. Diese Haltung hat keine Ambivalenzen, erfordert keinen mentalen Kraftakt. Um intolerant zu sein, muss man nichts überwinden – keine innere Stimme, keinen Geschmack, keine Aversion, keinen Instinkt. Man denkt etwas, fühlt etwas und reagiert danach. Linear. Und wenn die innere Marketingabteilung halbwegs funktioniert, findet man auch »rationale«

Gründe (Umvolkung, Jüdische Weltverschwörung, Migranten sind alle kriminell …) für die oft irrationalen Abneigungen. Man fühlt sich deckungsgleich mit sich selbst und daher auch oft durch und durch authentisch.

Mein Freund Peter ist nicht nur ein toleranter Mensch, er ist per se ein guter Mensch. Er setzt sich für Obdachlose ein, hilft Flüchtlingen bei Asylanträgen, arbeitet einmal pro Woche im Sozialmarkt, verteilt abgelaufene, aber noch genießbare Lebensmittel an Bedürftige. Er fühlt sich denjenigen, die vom Schicksal vernachlässigt wurden, besonders nahe, will ihnen von seinem – wie er findet – unverdienten Glück etwas abgeben. Was seine Auffassung vom Glück anbelangt, sind wir nicht einer Meinung. Glück kann nie verdient sein. Schon per definitionem nicht. Ansonsten hat Peter für mich etwas Heiliges, seine Herzensgüte scheint grenzenlos zu sein. Wobei ich nicht sagen kann, ob sein Herz auch gleich stark für empathielose linke Bonzen, rechtsradikale Politiker und richtungslos blutrünstige Diktatoren schlägt; für Pädophile, Nazis und Serienmörder. Ich könnte mir gut vorstellen, dass solche Individuen selbst Peters Erweckungserlebnis kontaminiert hätten. Wer will sich mit solchen Kreaturen denn schon verbunden – geschweige denn eins – fühlen?

Schauspieler wollen das.
Rein beruflich natürlich. Wenn es ihnen auch nie gelingen wird, »eins« mit ihren Rollen zu werden, versuchen sie zumindest, sich ihnen so weit wie möglich zu nähern. Dabei dürfen sie den Menschen, den sie darstellen, niemals verurteilen – egal, wie böse dieser auch sein mag. Zumindest nicht, während sie ihn spielen. Täten sie es, verharrten sie auf der Metaebene, sie blieben zu sehr Schauspieler, wären zu wenig

Figur. Diese Offenheit hat jedoch nichts mit Toleranz zu tun. Warum sollte man das Böse auch tolerieren wollen?

Und dennoch müssen sie bereit sein, sich in die tiefsten seelischen Niederungen hinabzuseilen. Für einen höheren Zweck – die wahrhaftige Darstellung. Sie müssen bereit sein, das Undenkbare, das Ungeheuerliche zu verstehen, es nachzuvollziehen und sogar nachempfinden zu lernen. Dabei kann es passieren, dass sie sich – wie Bruno Ganz es bezeichnet – *versündigen*. So erging es dem großen Menschendarsteller offensichtlich in seiner Rolle als Adolf Hitler in dem Film *Der Untergang* aus dem Jahr 2004.

»So jemanden zu spielen, sich mit einem solchen Mann zusammenzutun, das befleckt einen schon. Es gibt ja keine rationalen Gründe, sich dafür zu schämen; ich habe mit dieser Sache gar nichts zu tun, meine Vita weist das klar aus. Aber wenn man mit dem Teufel essen will, muss man einen langen Löffel haben«, erzählt er in einem Interview für das *Profil*.
Für einige war sein Löffel nicht lang genug. Bruno Ganz wurde vorgeworfen, Hitler zu wenig als Monster, zu sehr als Mensch dargestellt zu haben. Viele vermissten das Diabolische, das Bestialische an Ganz' schauspielerischer Interpretation eines der abscheulichsten Massenmörder der Geschichte.

Tatsächlich war sein Hitler widersprüchlich. In ihm spiegelten sich Wahnsinn, Elend und das Böse wider. Gleichzeitig war er aber auch lächerlich, sanft und nachsichtig. Zu seinen Sekretärinnen konnte er charmant, beinahe berührend sein. Zudem hatte er etwas Verlorenes, Einsames, vor allem Gequältes. Bruno Ganz' Hitler ist komplex. Er ist, daran gibt es keinen Zweifel, ein Mensch, kein Außerirdischer.

Bruno Ganz empfand sogar für Momente Mitleid mit diesem »erbärmlichen Menschen«. Anders hätte er ihn gar nicht spielen können. Und er schäme sich nicht (»bitte verzeihen Sie mir das politisch«), seine ganze Kunst eingesetzt zu haben, um wenigstens für »Bruchteile von Sekunden« beim Publikum Mitleid für diesen »armseligen Mann« auszulösen, lese ich in der *Welt*.

Darf das sein? Darf einem ein Adolf Hitler Mitgefühl abringen? Müsste man jemanden, der so viel Unglück, so viel Elend über die Menschheit gebracht hat, das Menschsein nicht grundsätzlich absprechen?

Der Psychologe Stanley Milgram wollte herausfinden, wie Menschen zu den schrecklichen NS-Verbrechen fähig sein konnten. Zu diesem Zweck kreierte er das 1961 zum ersten Mal durchgeführte und später unter seinem Namen berühmt gewordene »Milgram-Experiment«. Seither wurde es in vielen Variationen weltweit wiederholt. In der klassischen Versuchsanordnung wird den Testpersonen erklärt, dass sie an einem Experiment zum Zusammenhang zwischen Lernerfolg und Bestrafung teilnehmen. Zu diesem Zweck sollen sie in die Rolle des »Lehrers« schlüpfen und einer anderen Testperson, dem »Schüler«, Fragen stellen. Sollte dieser eine falsche Antwort geben, müssen sie dem »Schüler« einen Stromschlag versetzen. Angefangen bei 45 Volt, bis maximal 450 Volt. Was die Teilnehmer jedoch nicht wissen – sowohl der Versuchsleiter als auch der »Schüler« sind bloß Schauspieler und die Elektroschocks sind nicht real.
Das Ergebnis ist erschreckend. Die Bereitschaft zu gehorchen bringt einen signifikant hohen Anteil zumeist völlig unbescholtener Menschen dazu, anderen (vermeintlich)

Schmerzen zuzufügen, sie sogar (vermeintlich) zu töten. Selbst gegen das eigene schlechte Gewissen. Es genügt lediglich, von einer Autoritätsperson sehr bestimmend dazu aufgefordert zu werden.

Der Psychologe Philip Zimbardo wollte das Verhalten von Menschen in Gefangenschaft untersuchen und konzipierte dafür 1971 eine Versuchsanordnung unter Feldbedingungen. Es sollte unter dem Namen »Stanford Prison Experiment« in die Geschichte eingehen.
Aus siebzig Studenten, die sich als Probanden angeboten hatten, wurden 24 in einem Persönlichkeitstest für psychisch durchschnittlich befundene junge Männer ausgesucht und per Zufallsprinzip in »Wärter« oder »Gefangene« eingeteilt. Die »Gefangenen« wurden in eigens für das Experiment errichteten Gefängniszellen untergebracht. Die »Wärter« wurden dazu aufgefordert, ihrer Pflicht nachzukommen und für Ruhe und Ordnung zu sorgen. Obwohl es sich bloß um ein Rollenspiel handelte, entwickelten die Wärter sehr bald ein sadistisches Verhältnis zu den Gefangenen. Es kam zu Misshandlungen und Gewalttaten. Das Experiment eskalierte, geriet außer Kontrolle und musste frühzeitig abgebrochen werden. Die Versuchsleiter konnten nicht mehr für die Sicherheit der Gefangenen garantieren.

Ein heute 71-jähriger Mann betäubt jahrelang seine Frau, vergewaltigt sie, bietet sie anderen Männern zur Vergewaltigung an. Mehr als achtzig Männer folgen seiner Einladung. Die mittlerweile über fünfzig Identifizierten sind zwischen 21 und 68 Jahre alt. Einige von ihnen sind vorbestraft, die meisten jedoch nicht. Unter ihnen Familienväter, mit Enkelkindern. Der Fall Gisèle Pelicot ging 2024/25 durch die Medien und schockierte die Welt.

Im Jahr 2024 wurden 27 Femizide und 41 Mordversuche an Frauen in Österreich begangen. Der überwiegende Teil der Morde wurde vom Partner/Ex-Partner der Frauen oder einem Familienmitglied verübt.

Dem Bösen das Menschliche und dem Menschen das Böse abzusprechen, heißt, die Wirklichkeit zu leugnen.
Das belegen die vorangegangenen Beispiele.
Das belegt die Blutspur, die sich durch die Geschichte dieser Welt zieht. Das belegen die Grausamkeiten, die uns die Nachrichten tagtäglich ins Haus liefern.

Das Böse ist unter uns. Immer. Unter der dünnen Schicht der Zivilisation lauert es nur auf Gelegenheiten, zutage zu treten. Bei Stromausfällen, Naturkatastrophen oder ähnlichen Ausnahmezuständen häufen sich plötzlich Plünderungen, Misshandlungen und Gewalttaten. Offensichtlich braucht es nicht viel, um die unterschwellig vorhandene kriminelle Energie mancher Menschen zu aktvieren. Aber selbst diejenigen, die professionell quälen und töten, fallen in der Gesellschaft meist nicht sonderlich auf. Ich denke, Folterknechte und Henker führen abseits ihres Berufs meist ein ganz normales, wahrscheinlich eher friedliches Leben. Wer nimmt schon gern die Arbeit mit nach Hause.
Auch KZ-Wächterinnen und -Wächter haben sich in vielem nicht wesentlich von uns unterschieden. Sie waren mehrheitlich fürsorgliche Mütter, liebende Ehemänner, brave Söhne und Töchter.

»Das Böse ist jedenfalls nicht tief, es ist flach. Es hat nichts Dämonisches«, sagt die Psychiaterin Adelheid Kastner in einem Interview für *Die Zeit*.

Manchmal entsteht das Böse auch nur aus Gedankenlosigkeit, wie Hannah Arendt sagte. Manchmal aus Mangel an Empathie, manchmal aus Trägheit, oft aus (unnötigem) Gehorsam, wie das berühmte Milgram-Experiment zeigt.
Kein Psychopath, keine Psychopathin dieser Welt schafft es im Alleingang, Elend über die Menschheit zu bringen. Sie brauchen dazu die Durchschnittlichen, Unauffälligen, Normalen. Alle diejenigen, die schweigen und wegschauen, mitlaufen und folgen, die sich profilieren wollen, sich leicht verführen lassen, auf ihren Vorteil bedacht sind, die überhaupt erst im Schatten des Bösen erblühen. Sie sind es, die den Bösen ihre Macht geben.

Hitler zum Monster zu machen, bedeutet auch, sich seiner eigenen Verantwortung zu entziehen. Einem übermächtigen Monster hätte man nichts entgegenzusetzen gehabt, einem einfachen Menschen hingegen schon.

Auf die Frage, ob sie das Böse fasziniert, meint Adelheid Kastner: »Nein. Mich fasziniert der Mensch. Wie er funktioniert. Wozu er fähig ist. Wie er sich entwickeln kann.« So ähnlich ergeht es auch Schauspielerinnen und Schauspielern. Auch wir sind fasziniert vom Menschen. In seiner ganzen Bandbreite. Wir wollen wissen, wie er funktioniert. Wie er tickt. Wie er werden konnte, wer er ist. Im Rahmen unserer Rollen holen wir, wenn nötig, das vermeintlich Monströse an uns heran, anstatt es von uns wegzuschieben.
Im Spiel begeben wir uns jenseits unserer moralischen Denkmuster, so weit wir nur können. Wir öffnen Seelentüren, die normalerweise verschlossen blieben. Dahinter mögen sich Dinge verbergen, die wir nie vermutet hätten, vielleicht auch nie vermuten wollten.

Wer im geschützten Rahmen in seine eigenen Abgründe schauen darf, der geht nicht mehr leichtfertig mit seinem Anspruch an das Gute um. Der ist sich, wie Kastner sagt, »bewusst, wie brüchig Normalität sein kann. Wie wenig es braucht, damit eine scheinbar unauffällige Existenz kippt.«

Indem Bruno Ganz uns dazu gebracht hat, für einen Moment Mitleid für diesen »erbärmlichen Menschen« zu empfinden, hat er das Böse Hitlers nicht klein gemacht. Nicht weniger schrecklich, nicht weniger gefährlich, nicht weniger abscheulich, als es zweifelslos ist.
Er hat uns nur die Möglichkeit genommen, Hitler auf Distanz zu halten.
Und hat uns dabei mit uns selbst konfrontiert. Hat uns gezeigt, wie wir ticken. Wie wir ticken können, wenn wir uns einem bösen Menschen gegenüber finden – und nicht einem Monster. Vor einem Monster läuft man davon, versucht sich zu verbergen, man kämpft dagegen. Man hat kein Mitleid mit einem Monster, vor allem folgt man ihm nicht. Freiwillig.
Es war wohl nicht das Monströse, das so viele Menschen an Adolf Hitler verführt hat, sondern letztendlich das durch und durch Menschliche an ihm. Und an uns.

Wir sollten etwas mehr auf der Hut sein. Vor den Verführern und den Verführerinnen, aber viel mehr noch vor uns selbst. Die Grenze zwischen Gut und Böse ist fragil. In jedem von uns. Selbst in Menschen wie Peter. Wir sollten nicht selbstverständlich davon ausgehen, dass wir zu den Guten gehören, weil wir in verhältnismäßig friedlichen Zeiten Gutes tun. Niemand von uns weiß, wozu er unter anderen Umständen fähig oder – manchmal noch schlimmer – nicht fähig sein kann.

Wir sind nicht alle Heldinnen und Helden. Auch das ist menschlich. Wir müssen es auch nicht sein. Viel wäre schon gewonnen, wenn wir uns im Alltag genauer überprüften.

- Dann würden wir vielleicht erkennen, wie oft wir schweigen, wegschauen, mitmachen, gehorsam sind, obwohl wir es gar nicht müssten. Wie selbstverständlich wir das bis vor kurzem Undenkbare bereits denken und wie schnell wir uns ans Ungeheuerliche gewöhnt haben.
- Wir würden unsere Sinne schärfen. Nicht nur für das Böse in den anderen, sondern auch für die Möglichkeit des Bösen in uns.
- Wir würden uns weniger dauerempören gegen das Böse und ihm tatsächlich etwas entgegensetzen.
- Wir würden den Anfängen wehren und wären damit selbst der beste Schutz vor dem Bösen.

In seiner Rolle als Adolf Hitler ist Bruno Ganz dem Bösen sehr nahegekommen. Aber er hat sich nicht versündigt. Nicht in meinen Augen.
Verstehen, nachvollziehen und nachempfinden zu können heißt, empathisch zu sein, niemals heißt es, das Verstandene, das Nachvollzogene, das Nachempfundene zu entschuldigen, geschweige denn tolerieren zu müssen. Es gilt nur, die Augen vor der Realität nicht zu verschließen. Es gilt zu verstehen, dass das Böse überall lauert und dass das Gute uns etwas abfordert.

Dramolett
Die zerbrochene Brille

Meine Putzfrau hat die Klobrille in meinem WC zerbrochen. Ich hätte nie gedacht, dass dies ohne Einsatz von Säge oder Sprengstoff möglich wäre. Da selbst für eine Asketin wie mich die Klobrille kein entbehrlicher Luxus ist, erkenne ich Handlungsbedarf.

Ich begebe mich in einen Baumarkt. (In Berlin, ich habe dort viele Jahre lang gelebt.) Stehe vor Dutzenden von Klobrillen, die man in der Sanitärabteilung an eine Wand drapiert hat. Kenne mich nicht aus. Da taucht zwischen den Regalreihen tatsächlich ein Baumarkt-Berater auf. Ich kann mein Glück kaum fassen.
»Entschuldigen Sie, bitte! Ich suche eine Klobrille für meine Toilette.«
»Sie meinen wohl 'n WC-Sitz.«
Schlechter Start, denk ich und pariere mit schlichter Eleganz: »Sie sagen es. Welchen nehme ich denn da?«
»Kommt drauf an«, sagt der junge Mann. Meinem fragenden Blick antwortend, fügt er hinzu: »Welche Qualität Sie gerne hätten.«
»Na ja … was Einfaches, denke ich.«
»Also, was Billiges.«
Ich bleibe beeindruckend ruhig. »Nein, was Einfaches.«
»Das Billigste wär die hier.« Der Berater zeigt auf eine hölzerne Klobrille von exkrementaler Farbe.
»Ich meinte einfach. Nicht hässlich.«
Mein Berater zeigt mir zwei WC-Sitze von weiterer unfassbarer Hässlichkeit.
»Okay. Dann zeigen Sie mir vielleicht doch mal die Mittelklasse.«

»Mit oder ohne Senkfunktion?«
»Ohne«, entscheide ich souverän. Habe diese unnötige Senkfunktion ohnehin nie verstanden.
»Also, billige Mittelklasse.«
Ich schlucke, atme tief durch. »Gut, dann mit Senkfunktion.«
»Die billigste mit Senkfunktion wär die hier.«
Mein Ruhepuls wird dreistellig. Diese unwürdige Situation muss ein Ende finden. Sofort. Im Interesse meiner Gesundheit: »Ich will aber eine teure, mit Senkfunktion. Ich will die teuerste mit Senkfunktion, die Sie haben! Den Rolls-Royce unter den Klobrillen.«
Mein Baumarkt-Berater nickt wortlos. Führt mich an die Rückseite der Brillenwand. Dort hängen die Prachtexemplare. In allen möglichen Farben, Formen, Größen – teuer, edel, schön.
Natürlich frage ich nicht nach Preisen. Zeige auf die, wie ich finde, anmutigste aller Klobrillen und sage:
»Die da.«
»Maße?«, fragt mein Berater.
Das verwirrt mich ein wenig. »Maße?«
»Welche Maße hat Ihr Klo?«
»Keine Ahnung. Hab's nicht abgemessen. Ein ganz einfaches Klo, eben.«
»Also, 'n Billig-Klo.«
Vor meinem geistigen Auge erscheint mein Klo. Tatsächlich ein ganz einfaches Klo, ohne Chichi. Ich werfe einen letzten Blick auf die Luxus-WC-Sitze und stelle fest – ja, die passen da nicht drauf. Die sind unpassend, in jeder Hinsicht. Kommentarlos beende ich meinen Ausflug in die Welt der Reichen, Schönen und Fettärschigen. Schreite zurück an die andere Seite der Wand. Greife mir eine Billigbrille aus weißem Plastik. Mein Berater nimmt sie mir ab, setzt sich in Bewegung. Ich trabe verwundert hinter ihm her.

Wir erreichen die Kassen. Dort herrscht reger Andrang der vorwiegend männlichen Kundschaft. Ich reihe mich ans Ende einer Schlange.
Mein Berater ruft nach vor, zur Kassiererin: »Erkennste sie?«
Alle Köpfe der Schlange drehen sich nach mir um. Die Kassiererin schenkt mir einen kurzen, desinteressierten Blick. »Letzter Bulle.«
»Bingo!«, bestätigt der Baumarkt-Berater. Hebt meine Klobrille hoch: »Braucht 'ne neue Klobrille.«
Die Kassiererin: »Tja, Stars müssen auch mal!«

Erweckung, Erleuchtung, Erkenntnis

Vor vielen Jahren hatte ich eine schauspielerische Erleuchtung. Bei Jordan Beswick, einem amerikanischen Schauspiel-Coach. In einem Workshop. Jordan trug mir auf, die Rolle der Helene aus dem Film *Das Fest* von Thomas Vinterberg vorzubereiten. Helene kehrt zum Geburtstagsfest ihres Vaters ins Elternhaus zurück. Dort entdeckt sie einen versteckten Brief ihrer verstorbenen Schwester Linda. Darin schildert Linda, warum sie sich umbringen wird: Ihr Vater hat sie jahrelang sexuell missbraucht. Beim Fest liest Helene den Brief vor und stellt ihren Vater im Kreise der Gäste bloß. Die dänische Schauspielerin Paprika Steen hatte in dem Film eine hochemotionale Szene hingelegt. So wollte ich es auch machen. Mich endlich etwas trauen. Mutig sein. Mich nicht mehr hinter intellektuellem Kopftheater verstecken. Ich wollte etwas preisgeben von mir. Echte Gefühle zeigen.

Ich überlegte mir eine detaillierte Biografie für Helene, imaginierte meine Kindheit und Jugend mit meiner Schwester, meine tiefe Verbundenheit mit ihr, vor allem aber meinen Schock beim Lesen des Briefes. Der eigene Vater ein Monster! Wie unermesslich musste Helenes Abscheu, ihr Hass gegen ihn sein? Wie groß der Wunsch, ihre arme, geliebte Schwester zu rächen? Das alles versuchte ich mir zu vergegenwärtigen und mich dieser großen Aufgabe emotional zu öffnen.

Am Tag der Präsentation war ich aufgeregt, aber bis aufs Äußerste vorbereitet. Ich begann sehr leise zu lesen, fast murmelnd, um meine Angst zu demonstrieren. Dann hielt ich inne, kämpfte mit den Tränen, las stockend weiter, hob unvermutet den Kopf und schwieg. Als ich weitersprechen wollte, brachte ich nur lautlose Worte hervor. Als hätte mich unversehens ein Schlaganfall ereilt. Langsam fand ich meine Stimme wieder, wurde immer lauter. Im Grande Finale: erbarmungsloses Schluchzen. Dann Schweigen und Resignation. Ich fühlte mich ergriffen. Von mir selbst.

Jordan sah mich fassungslos an. Eine lange Weile blieb er stumm. Ich entschied mich, seine Sprachlosigkeit auf Begeisterung zurückzuführen. Dann wies er mich an, den Brief noch einmal zu lesen. Als Helene. Diesmal jedoch leise. Nur für mich. Als hätte ich ihn gerade eben entdeckt. Mehr nicht. Nur lesen, nichts machen. Ich tat, wie mir aufgetragen war. Zumindest dachte ich das.

Ungefähr nach einem Drittel des Briefes blickte ich auf und starrte vor mich in die Leere. »STOPP!«, hörte ich Jordan rufen, »fang noch mal an.«
Ich begann wieder zu lesen. Ungefähr bei der Hälfte stand ich auf und lief hin und her. »STOPP!«, hörte ich wieder.
Konsterniert setzte ich mich und begann von vorn.
Ich versuchte ein paar Tränen … »STOPP!«
Ich schüttelte den Kopf … STOPP!«
Ich bewegte den Zeigefinger … »STOPP!«
Ich kratze mi… »STOPP!«
Ich seuf… »STOPP!«
Ich … »STOPP! STOPP! STOPP!«

Schließlich gab ich auf und tat, was ich von Anfang an hätte tun sollen. Ich las einfach nur den Brief. Leise. Für mich. Als hätte ich ihn gerade eben erst entdeckt. Wie langweilig, dachte ich mir gerade noch, wen um alles in der Welt sollte das interessieren – da geschah etwas Eigenartiges. Ich bemerkte, dass ich den Brief nie gelesen hatte. Nicht wirklich. Nicht als Helene. Ich hatte ihn immer nur als Schauspielerin gelesen. Immer in Hinblick auf meine Performance, auf meine Gestaltung, auf meine Wirkung. Bei all dem Aufwand, den ich betrieben hatte, hatte ich tatsächlich das Selbstverständlichste vergessen.

Die Worte, die ich das erste Mal wahrnahm, diesmal als Helene, nicht als Schauspielerin, wirkten auf mich anders, als ich angenommen hatte. Der Schock, den ich so selbstverständlich erwartet hatte, blieb aus. Trotz der horrenden Information, die ich schwarz auf weiß in Händen hielt. Helene wusste von der Ungeheuerlichkeit bereits, sie hatte es all die Jahre verdrängt. Weil das Undenkbare nicht gedacht, das Ungeheuerliche einfach nicht sein durfte. Ihr Schweigen hatte sie zur Mittäterin gemacht.

Helene fühlte sich entlarvt, an den Pranger gestellt, in ihren Grundfesten erschüttert. Wut kroch in ihr hoch. Allerdings nicht auf ihren Vater, sondern auf Linda. Der Brief ließ Helene keine Wahl. Sie konnte nicht mehr so tun als ob, sie konnte nicht mehr verdrängen. Ihr Vater war ein abscheulicher, ekelerregender Mann, der ihre Schwester auf dem Gewissen hatte. Aber er war ihr Vater. Helene liebte ihn. Trotz allem. Sie hasste ihn. Wegen allem. Sie fühlte sich zerrissen.

Wie konnte das sein? Wie konnte Helene so fühlen? Als Schauspielerin war ich entsetzt. Ich wollte Helene so nicht spielen. Ich wollte klar Position beziehen. Ohne Ambivalenzen. Ich wollte meine Schwester lieben und meinen Vater verabscheuen. So war es richtig. So musste es sein. Aber Helene hatte ihr Eigenleben. Sie ließ sich nicht von mir irritieren. Sie blieb bei sich und sie blieb ehrlich. Sie erkannte, dass sie nicht mehr davonlaufen konnte. Vor der Wahrheit. Vor ihrem Schicksal. Vor sich selbst. Nicht dieses Mal.

Irgendwann entschied ich mich, meinen Widerstand gegenüber Helene aufzugeben und mich von ihr führen zu lassen. Ohne zu urteilen. Das fühlte sich erstaunlich leicht an. Erstaunlich richtig. Dann fällte Helene (also ich … also wir beide … also ich als Helene) eine Entscheidung: Wir mussten das Unvermeidliche tun. Wir mussten unseren Vater stellen, ihn mit seiner Schuld konfrontieren und unsere Schwester, wenn wir sie schon zu Lebzeiten nicht beschützen konnten, zumindest nach ihrem Tod sühnen.

Ich blieb noch lange reglos sitzen, dann stand ich auf und las den Brief laut vor. Ich achtete auf keine einzige Betonung, keinen Tempowechsel, keine Pause. Ich kümmerte mich weder um meine Gestik noch um meine Mimik. Ich gestaltete nichts. Alles ergab sich wie von selbst. Ein Moment brachte den nächsten hervor. Von einer unsichtbaren Kraft getrieben. Mit dem größten Selbstverständnis und der selbstverständlichsten Mühelosigkeit. Ich war nicht besonders laut, auch nicht besonders leise, nicht besonders virtuos, ich war still und ich war echt. Ich war Helene.

»Danke«, hörte ich Jordan leise sagen. Nicht mehr, nur »Danke«. Ich brauchte auch nicht mehr. Ich brauchte kein Feedback, keine Kritik, keine Anerkennung. Natürlich gab es unendlich viele Möglichkeiten, diesen Brief zu lesen, aber meine war die in diesem Moment einzig richtige. Für mich. Ich war bei der Frau angekommen, die ich verkörperte. Ich war eine Leinwand, auf der sich ihre Bedürfnisse, ihre Ängste und ihr Schmerz abzeichneten. Mich selbst hatte ich auf die schönste Art vergessen. Zugleich war ich völlig selbstbewusst. Deckungsgleich mit Helene und damit deckungsgleich mit mir selbst.

Was war geschehen?

Bis zu meinem Erweckungserlebnis bei Jordan war ich bei der Erarbeitung meiner Rollen immer von ihrer Wirkung ausgegangen. Den Weg, um diese Wirkung zu erzielen, hatte ich allerdings übersprungen. Was ich dann am Ende auf der Bühne oder vor der Kamera tat, beruhte lediglich auf einer Vorstellung, wie die Figur zu sein hatte, damit ich als Schauspielerin beeindrucken konnte. Es beruhte nicht auf meiner persönlichen Auseinandersetzung mit ihr. Die Figuren, die ich spielte, waren daher mehr Behauptungen als von mir zum Leben erweckte Menschen. Deswegen musste ich so viel machen, anstatt einfach nur zu sein.

Ich muss mich mit jeder neuen Rolle auf einen Prozess einlassen. Nie vom Ende, sondern immer vom Ursprung ausgehen. Das habe ich damals bei Jordan das erste Mal wirklich verstanden. Ich muss zuhören. Mir selbst. Unvoreingenommen. Dann kann es nämlich passieren, dass ich mich in diesem Prozess neu entdecke, mich selbst überrasche. Von dem, was ich wirklich denke, wie ich wirklich fühle, jenseits all der gängigen Konzepte in meinem Kopf. Ich bin viel komplexer als die Vorstellungen, die sich in mir angesammelt haben. Über mich. Über meine Rollen. Wie diese Rollen sind, wie sie zu sein haben. Höre ich mir selbst aufmerksam zu, entdecke ich meine ureigene Sicht auf die Dinge des Lebens. Außerhalb von moralischen Denkmustern, jenseits von Gut und Böse. Ich bin voller Widersprüche, die ich, wenn ich ehrlich bin, nicht auflösen kann. Zwinge ich mich zu einem Entweder-oder, gerate ich in Schieflage. Erst im Sowohl-als-auch, im Aushalten meines ambivalenten Innenlebens, entsteht so etwas wie Balance, so etwas wie Authentizität, so etwas wie Sicherheit. Jede Rolle bietet mir die Chance, meine Wahrheit kennenzulernen. Kenne ich sie, kann ich entscheiden, wie ich mit ihr umgehen will.

Aber wie es eben mit Erweckungserlebnissen so ist, sie verändern zwar den Blick aufs Leben, aber nicht das Leben selbst. Nicht sofort zumindest. Nicht permanent. Nicht ohne Übung. Ich muss mir die bei Jordan gewonnene Einsicht immer wieder in Erinnerung rufen. Nach wie vor. Von Dreh zu Dreh. Das setzt die Richtung fest, in die ich gehen will. Trotz Hinweisschilder auf dem Weg kann es immer noch sein, dass ich mich verirre. Und wieder viel zu viel mache, anstatt einfach nur zu sein. Im Spiel vor der Kamera und im Leben dahinter.

Bin ich wer?

Ich bin Schauspielerin. Ich muss gesehen werden. Dafür muss ich gefallen. Ich brauche das. Ich lebe davon. Gefalle ich nicht, laufe ich Gefahr, nur Spielerin zu sein. Ohne Schau. Ein erbärmlicher Zustand, den meinesgleichen zu vermeiden versucht.

Ich bin Sklavin der Anerkennung. Opfer der Gefallsucht. Ich lebe in ständiger Abhängigkeit. Von Berufs wegen, vom Publikum, von Kritikern, von Feuilletonistinnen – ohne jemals Kontrolle über mein Wirken zu haben. Meine Leistung ist nicht messbar. Nicht objektivierbar. Ich kann nie behaupten, mein Spiel hätte ein richtiges Ergebnis gebracht, ich hätte einen Menschen gerettet oder ein Gerichtsverfahren gewonnen. Leistungen, die man in der realen Welt als solche anerkennen muss, obwohl man die Mathematikerin, den Arzt oder die Rechtsanwältin überhaupt nicht mag oder gar nicht kennt.

Dass ich heute gemocht werde, garantiert noch lange nicht, dass ich auch morgen noch gemocht werde. Das Kräfteverhältnis zwischen Künstlerinnen, Künstlern und ihren Fans hat eine andere Gewichtung, als man bei oberflächlicher Betrachtung vermuten würde.
Die Macht geht nicht von den Bewunderten aus, sondern von denen, die bewundern. Von denen, die ihre Gunst vergeben. Nicht von denen, die darauf angewiesen sind. Die Macht geht von denen aus, die jemanden auf ein Podest erheben und – willkürlich, wenn es ihnen passt – vom selbigen auch wieder stürzen können. Die Macht über die Kunst geht vom Publikum und von der Kritik aus – sofern die Kunstschaffenden anerkannt werden und von ihrer Kunst leben wollen.

»Ein Mann wird Kritiker, wenn er es nicht schafft, Künstler zu werden«, wirft Edward Norton alias Martin Shiner einer Kritikerin im genialen Film *Birdman* von Alejandro González Iñárritu an den Kopf. Mag sein, dass Kritikerinnen und Kritiker frustriert sind und selbst keine Kunst hervorbringen. In jedem Fall profilieren sie sich auf Kosten derer, die sich an einer Kunst versuchen. Meist in großer Wortgewandtheit und scharfer Polemik. Das gehört zu ihrem Job.

Zu meinem Job gehört es, mich kritisieren zu lassen. Ich bin da einfach gestrickt. Über eine gute Kritik freue ich mich, über eine schlechte kränke ich mich. Aber niemals kann ich mich über eine gute Kritik so sehr freuen, wie ich mich über eine schlechte kränken kann. Bei einer guten denke ich mir: »Glück gehabt«, bei einer schlechten: »Ich kann's vielleicht wirklich nicht.« Aber ich muss mir ja nicht nur Kritiken, ich muss mir auch Beleidigungen gefallen lassen. Hinsichtlich meiner Figur, meiner Haare, meines Alters, meiner Stimme, meines Gangs, meines … was auch immer, siehe die entsprechenden Kommentare im Internet. Die sind meist weniger intellektuell spitzzüngig, sondern eher ordinär unflätig. Aus der Anonymität lässt es sich bekanntlich wunderbar unter der Gürtellinie schimpfen.

»Augen auf bei der Berufswahl«, höre ich da sofort. Schließlich hat mich ja keiner gezwungen. Ich habe mich selbst in die Öffentlichkeit gedrängt, bin noch dazu Schauspielerin geworden, hantiere also mit mir selbst als Material. Kein Instrument, keine Leinwand, kein Papier lässt sich zwischen mich und die Beurteilenden schieben. Ich muss jede Ablehnung persönlich nehmen. Warum?

Weil sie immer persönlich ist! Ohne dicke Haut bin ich verloren. Aber wehe, die dünne Haut gerät dabei unter die dicke – dann bin ich erst recht verloren. Die dünne Haut brauche ich nämlich ganz dringend zum Spielen.

Aber weshalb beklage ich mich? Noch dazu derart mimosenhaft? Drängen sich im Zeitalter von Social Media nicht alle in die Öffentlichkeit und stellen sich zur Schau? Teilen ihre Zehennägel, die Marillenknödel und den neuen Porsche mit der Welt, geben unaufgefordert Schminktipps und Weisheiten von sich, verkünden Wahlempfehlungen und schicken Selfies, Selfies und noch mal Selfies hinaus in die Weiten des elektronischen Universums – in der Hoffnung, beklatscht, bewundert, geliebt zu werden? In Form von Klicks, grinsenden Gefühls-Emojis und vielen Followern.

Social Media können Menschen aus dem Dunkel ans Licht katapultieren, sichtbar, reich und berühmt machen. Laut Robert Waldinger, Harvard-Professor und Leiter der am längsten (bald neunzig Jahre!) geführten Glücksstudie der Welt, ist der Nummer-eins-Herzenswunsch junger Menschen – reich und berühmt zu sein. Die von Andy Warhol ironisch geforderten fünfzehn Minuten Ruhm für jede und jeden (oder zumindest der Wunsch danach) haben sich zum Daueranspruch gewandelt. Der private Mensch ist zum öffentlichen Menschen geworden.

Social Media setzen viele von uns unter Druck. Sie erzeugen Neid. Neid auf die vermeintlich so Makellosen, Erfolgreichen und Glücklichen, von denen es auf der Welt plötzlich nur so zu wimmeln scheint. Da kann man sich schon leicht minderwertig fühlen, wenn man nicht gerne auffällt oder nicht viel zu bieten hat. Im Wettkampf um die Aufmerksamkeit sind selbst wir Schauspielerinnen und Schauspieler ins Hintertreffen geraten. Nicht selten werden die Casting-Büros von Filmproduktionen und Sendern gedrängt, Rollen nach Follower-Zahlen zu besetzen. Influencer und Influencerinnen bringen ihr eigenes Publikum mit. Mit ihnen ist der finanzielle Erfolg garantiert – mit Aura und handwerklichem Können anscheinend nicht mehr.

»… nichts aktiviert das Motivationssystem so sehr, wie von anderen gesehen und sozial anerkannt zu werden«, sagt Joachim Bauer, Medizinprofessor aus Freiburg. Social Media machen also nur deutlich, was wir ohnehin schon längst geahnt haben: Nicht nur wir »Kasperln«, alle Menschen sind süchtig nach Anerkennung. Gesehen und gelobt zu werden führt tatsächlich zu einer Dopaminausschüttung in unseren Gehirnen, löst einen rauschähnlichen Zustand aus, macht uns glücklich. Wer von uns kann dem schon widerstehen?

Schönheit, Intelligenz, Empathie, Humor … Wofür wir als Kinder Anerkennung bekommen, beeinflusst wesentlich, wer und wie wir als Erwachsene dann sind. Hat man mit Witzen gepunktet, wird man Komikerin. Wurde man für seine Klugheit gelobt, Professor an der Universität. Anerkennung gibt es in vielen Variationen. Für das beste Gulasch, für die tollste Figur oder auch gern für besonders gefühlsstarke Anteilnahme. Wir brechen Rekorde, erwerben Titel, gewinnen Preise, besteigen Podeste, lassen uns Ehrenkreuze anheften. Wir messen uns aneinander in Wettbewerben. Stellen uns permanent in Relation zu anderen. Damit kennzeichnen wir unseren Wert und verorten uns – zwischen denen ganz unten und denen in schwindelerregenden Höhen. Aber egal, wo wir uns wiederfinden, es geht immer noch höher. Es ist immer und überall Luft nach oben.

Und was ist mit denen, die auf der gesellschaftlichen Leiter auf der letzten Sprosse gelandet sind? Bernie Glassman fällt mir da ein, ein Zen-Buddhist, Gründer von »Peacemaker« und erfolgreicher Sozialunternehmer. Ich bin ihm vor Jahren einmal begegnet. Ein faszinierender, kreativer Kopf. Mittlerweile ist er verstorben. Er organisierte Retreats, in denen gut situierte Menschen – Professorinnen, Künstler, Sozialarbeiterinnen, Anwälte, Ärztinnen, Mütter und Väter – freiwillig die Erfahrung machten, ein paar Tage auf der Straße zu leben. Ohne Dach über dem Kopf, ohne Geld, ohne Handy. Das Eintauchen in eine derart fremde, derart harte Lebensform schafft Bewusstsein. Für Obdachlose, aber viel mehr noch für einen selbst. Nicht das Betteln fiele den Teilnehmenden am schwersten, erzählte Bernie Glassman, nicht das Schlafen im Freien. Nicht die Kälte, auch nicht der Schmutz. Das weitaus Schlimmste sei das Unsichtbar-Werden – Menschen gehen an dir vorbei und schauen durch dich hindurch, als gäbe es dich gar nicht.

Warum soll man auch etwas wahrnehmen, von dem man nicht will, dass es wahr ist? Vor dem man Angst hat? Die unglückseligen Kreaturen auf der Straße spiegeln uns nämlich wider, welche Konsequenzen das eigene Versagen haben kann. Was es bedeutet, es in der Gesellschaft »nicht zu schaffen«. Man verliert seine Zugehörigkeit zur Gemeinschaft. Man wird mehr oder weniger vogelfrei. Wir sind soziale Wesen, aufeinander angewiesen. Nicht nur aus sozialromantischer Sicht, sondern aus knallhart evolutionsbiologischen Gründen. Wirst du aus der Gruppe ausgestoßen, sinken deine Überlebenschancen in der Wildnis rapide. Und das war nicht nur seinerzeit, angesichts von Mammuts und Säbelzahntigern so – auch heute bedeutet soziale Ausgrenzung eine existenzielle Bedrohung. Seelisch und körperlich. Nicht selten endet das Dasein auf der Straße frühzeitig tödlich.

Sind wir also dazu verdammt, uns permanent nach den Vorgaben unserer Gruppe zu richten? Müssen wir unser Leben von der ersehnten Anerkennung und der befürchteten Ablehnung bestimmen lassen? Wie können wir dann jemals wissen, ob wir nicht sind, wie andere uns wünschen? Und ob wir in selbstbestimmter Wirklichkeit nicht ganz anders wären? »Er hatte eine genaue Vorstellung von seinem perfekten Sohn und war enttäuscht, als ich dieser nicht entsprach«, schüttete mir ein Bekannter unlängst in weinseliger Laune sein Herz aus. »Zuwendung habe ich von meinem Vater nie bekommen. Nur Lob, vorausgesetzt natürlich, ich war der Beste.« Mit Mitte sechzig beklagt er sich immer noch darüber, sich als Kind nicht erkannt, nicht gesehen gefühlt zu haben. In seinem eigentlichen Wesen. Was dieses Wesen eigentlich ausmachte, vermochte er mir allerdings nicht zu sagen.
Anerkennung – behauptet Claude Steiner, ein 2017 verstorbener französisch-amerikanischer Psychotherapeut, in seinem Konzept »Emotionale Kompetenz« – wird innerhalb von Familien knappgehalten, um die Kinder leichter in die von den Eltern gewünschte Richtung lenken zu können. Anerkennung dient dabei als Machtinstrument.

Mangel an Zuwendung kann zu seelischen Erkrankungen führen. Beim erwähnten Bekannten kann ich zweifelsfrei eine innere Leere beobachten. Er hat eine Topkarriere hingelegt, ist wohlhabend, fährt ein teures Auto, sieht blendend aus und ist bei Mann und Frau begehrt. Aber egal, wie viel er im Leben auch erreicht hat. Er hat nie das Gefühl, angekommen zu sein, und ist dementsprechend auch nie zufrieden. Er scheint sich selbst Anerkennung zu versagen und sich selbst nicht wirklich zu mögen. Er will permanent Dinge, die er eigentlich gar nicht braucht. Vielleicht, weil er nie bekommen hat, was er tatsächlich gebraucht hätte? Im Blick der anderen ein Ganzes sein, das sich nicht teilen lässt. Nach individuellen Stärken und Schwächen beurteilt zu werden, nicht nach »wertvoll« oder »wertlos«. Das ist es doch, wonach wir uns in Wirklichkeit sehnen; endlich nichts mehr verbergen, nichts mehr beweisen, nicht allen alles recht machen müssen. Durch messbares Tun, durch Leistung. Um jemand zu sein. In den Augen der anderen.

Ich denke, wir alle wollen zwar wahrgenommen werden als das, was wir in Wahrheit sind, aber vor allem angenommen werden (in aller zumutbaren Toleranz). Angenommen mit allen unseren Eigenheiten. Auch mit den Charakterseiten, die weniger bewundernswert, weniger anerkennungswürdig sind. Dafür müssten wir allerdings die Maske fallen lassen, aus der Mogelpackung steigen und ganz anders sein als unser Image, das wir gepflegt haben. Das erfordert fast unmenschlich viel Mut. Und ob gerade diese Art der Selbstentblößung am Ende Anerkennung findet, ist nicht garantiert. Die Öffentlichkeit kann ein grausamer Ort sein. Sie liebt authentische Masken, die Authentizität selbst nicht immer.

Aber wer ist dieses Ich, das wir vor den anderen gleichzeitig zu schützen, zu verstellen und zu erheben versuchen? Wer sind wir in den Momenten des Rückzugs von der Welt? Wenn wir uns gegen niemanden wehren, niemandem gefallen wollen. Wenn wir nicht provozieren, nicht urteilen, nicht aneignen, nicht lieben, nicht verstehen und uns nicht verständlich machen müssen.

Wenn wir ohne Kommentar, ohne Bewertung, ohne Urteil, ohne Lob zurückgelassen werden. Wenn wir unser nach außen gestülptes, malträtiertes Ich endlich wieder einklappen und für kurze Zeit zur Ruhe betten dürfen. Können wir dann endlich wir selbst sein, so wie wir sind? Ohne den Blick der anderen?

Nichts tun. Einfach nur sein. Zwei Stunden lang. In Stille. Nicht lesen. Nicht schlafen. Nicht fernsehen. Nicht texten. Nicht meditieren. Einfach nur sitzen, schauen, hören, riechen, fühlen. Mein bereits erwähnter Bekannter ist genau daran gescheitert. Immer und immer wieder. Länger als 35 Minuten Nichtstun hat er nicht ausgehalten. Schnappatmung. Schweißausbruch. Schwindel. Herzrasen. Damit konfrontierte ihn sein pures Sein. Seine Psychotherapeutin hatte ihn sogar gewarnt – er sei dieser schwierigen Übung womöglich nicht gewachsen. Aber wer ist das schon? Selbstbewusstsein kann sehr bedrohlich sein. Selbst das Selbstverständlichste an uns, unser eigener Atem, kommt mitunter ins Stocken, wenn wir uns bewusst auf ihn konzentrieren. Erst in der Stille bemerkt man, wie laut es ist. In einem drinnen. Man wundert sich über den permanenten Ansturm von Gedanken. Über einen Teppich an Unbehagen, der einen innerlich auszukleiden scheint. Über Traurigkeit, Wut, Selbstkritik, besonders Angst. Man entdeckt sich neu, in der Stille. So, wie man sich selbst nicht vermutet hätte. Und wie man oft auch nicht sein will.

Demnach kein Wunder, dass so viele Menschen Alleinsein und Nichtstun nicht oder nur sehr schwer aushalten. Sich im Lärm der Welt geborgener fühlen als in der Ruhe bei sich selbst. »Sich selbst anzuerkennen beginnt damit, sich selbst wahrzunehmen«, sagt die Freiburger Verhaltenstherapeutin

Friederike Potreck-Rose. Erst dann könne man beginnen, sich mit Wohlwollen und Zuneigung zu begegnen.

»Privat-Moment« ist eine Schauspielübung, die genau das fördert – Wahrnehmung, Akzeptanz, Wohlwollen. Ihr zugrunde liegt die Idee des berühmten Schauspiellehrers Konstantin Stanislawski von der »öffentlichen Einsamkeit«. Bei dieser Übung soll ich als Schauspielerin vor Publikum etwas tun, das ich normalerweise nur unbeobachtet tun würde. Es muss nichts Außergewöhnliches sein: falsch singen, komisch tanzen, mit Pflanzen sprechen, in der Nase bohren, ein kleines Selbstgespräch – so etwas in der Art. Es fällt mir nicht sofort etwas ein, aber ich erkenne, dass schon die Suche nach einer selbstvergessenen Handlung, die in der Öffentlichkeit zur schambehafteten Peinlichkeit mutieren würde, die Selbstwahrnehmung fördert. Habe ich eine Aktion gefunden, ist es meine Aufgabe, diese zu Hause zu wiederholen. Mit allen Sinnen. Genau nachzuspüren, wie man sich dabei fühlt, was man dabei denkt. Wer und wie man dabei ist.
Schließlich gilt es diese intime Handlung vor Publikum durchzuführen. Die Kunst dabei ist, sich nicht von den Zuschauenden ablenken zu lassen, sondern ganz bei seinen eigenen Gedanken, Gefühlen, seinem eigenen Tun zu bleiben. So, als wäre man tatsächlich allein, privat, unbeobachtet.

Die Kunst ist, öffentlich zuzulassen, anders zu sein, als man gern gesehen werden würde. Setzt man sich so dem Blick der anderen aus, hält ihm stand und geht in ihm nicht verloren, wird man auf sich selbst zurückgeworfen, wie man es ohne diesen Blick kaum kann. Oder wie Max Reinhardt in seiner berühmten Rede über den Schauspieler schreibt: »Gerade im Augenblick der höchsten Erregung stößt das

Bewusstsein, dass Tausende ihm mit atemloser, zitternder Spannung folgen, die letzten Türen zu seinem Inneren auf.«

Das ist es, was Angehörige meiner Zunft anderen Menschen voraushaben. Wir sind geübt in öffentlicher Einsamkeit. Sind darin geübt, die Grenzen zwischen privater und öffentlicher Person zu versetzen und dennoch bei uns zu bleiben. Uns dabei sogar besser kennenzulernen. Die Kluft zwischen dem eigenen Wunschbild und dem tatsächlichen Ich lässt sich vor Zeugen viel schwerer leugnen. Die Fassade bekommt bei dieser Übung einen Riss. Was, wie Leonard Cohen in *Anthem* so schön besingt, nicht nur schlimm ist: »There is a crack, a crack in everything, that's how the light gets in.«

Sich seiner Verletzlichkeit und seiner Scham zu stellen, kann befreiend wirken. Wir Schauspieler tun das ständig. Wir entblößen uns. Im Rampenlicht. Für alle sichtbar. Wir lassen uns beim Abtauchen in Abgründe, beim Seelenstriptease, beim Verrichten der intimsten Dinge zusehen und tun gleichzeitig, als wäre dem nicht so. Wir müssen das Publikum vergessen, wenn das Publikum vergessen soll, dass wir spielen. Wenn wir nach Reaktionen schielen, wenn wir nach Lachern gieren, auf Tränendrüsen drücken – ja, dann sind wir zu sehr auf Wirkung bedacht, und zu wenig auf Wahrhaftigkeit. Gerade weil wir überzeugen müssen, dürfen wir um keinen Preis beeindrucken wollen.

Wir Schauspielerinnen und Schauspieler entblößen uns. Dennoch geben wir nie alles von uns preis. Was sich in uns abspielt – in einer Vorstellung auf der Bühne, in einem Film vor der Kamera –, das bleibt privat. Wie wir zu unserem Ton, zu unserer Darstellung kommen, in welche Abgründe wir dabei abtauchen, an welchen Oberflächlichkeiten wir uns orientieren, ob wir jemanden imitieren, ist unser Geheimnis. Und soll es auch bleiben. Eingebettet in die Rolle, kommt dieses Geheimnis ohnehin ans Licht – allerdings verwandelt, durchmischt mit einem anderen, fiktiven Schicksal. Nicht wirklich erkennbar. Und doch da, weil zu sehen. Gleichzeitig unsichtbar.

Auch abseits der Bühne und der Kamera will ich der Welt nicht alles zeigen. Weder meine seelischen Wunden noch mein Frühstücksei. Nichts davon geht die Welt etwas an. Das teile ich nicht, weder auf Social Media noch sonst wo in der Öffentlichkeit. Nur zu mir selbst versuche ich ehrlich zu sein. Denn mir selbst entrinne ich nicht. Egal, wohin ich auch laufe, ich nehme mich überallhin mit. Will ich Frieden haben, muss ich Frieden schließen. Mit mir. Mit all den Schönheitsfehlern, Schwächen, Ecken und Kanten, die nun mal zu mir gehören. Je mehr ich mich selbst wahrnehme und anerkenne, desto weniger müssen es alle anderen tun. Das entlastet – sie und mich.

Dramolett

Hab ich's doch gewusst

Als ziemlich erwachsene Frau werde ich zum Glück kaum mehr an Mängel in meinen sozialen Fähigkeiten erinnert. Noch dazu coram publico – wie bei dieser noblen Gartenparty, im letzten Sommer.
Ich bin da gern hingegangen. Was ich über die Gästeliste gehört hatte, klang nach interessanten Menschen. Außerdem bin ich eine geübte Small-Talkerin. Ich kann das gut – mit geistreichen, aber dennoch mehrheitstauglichen Anekdoten unterhalten!

Ich mischte mich also hochmotiviert unter die geschmackvoll gekleideten, teuer parfümierten Damen und Herren im Garten der mächtigen Villa. Ich lachte bei pointenfreien Witzchen mit, mir gelangen etliche elegante Kommentare. Siehst du, frau muss nicht Fran Lebowitz heißen, um im Gesellschaftsleben souverän zu punkten, dachte ich und war stolz auf mich. Bis … ja, bis ich bemerkte, dass sich jedes Grüppchen, zu dem ich mich gesellte, langsam, aber sicher auflöste. Dass dieses hochnäsige Pack mich zwar höflich, aber doch ignorierte.

Erschöpft und leicht frustriert lasse ich mich an einem der zahlreichen Tische nieder. Sitze dort allein. Nuckle lustlos an meinem Sommerspritzer. Doch da, ein Lichtblick!
Eine feine Dame – Anfang fünfzig, etwas streng wirkend – nimmt mir gegenüber Platz, mit einem Teller Canapés. Stopft sich die kleinen Bissen in den Mund, ohne die bemalten Lippen zu gefährden. Ich signalisiere dezent Gesprächsbereitschaft, lächle charmant. Sie starrt mich hingegen nur an. Ihr Teller leert sich, das stille Starren bleibt.

Plötzlich schlägt sich mein Gegenüber, gar nicht ladylike, an die Stirn und ruft laut aus:
»Moschat Pradani! Hab ich's doch gewusst, dass mir Ihr Name noch einfällt!«, steht auf und geht.
»Proschat Ma…«, versuche ich sie noch freundlich zu korrigieren, doch da ist sie schon verschwunden.

Was vergeht vom Vergänglichen?

Ich stehe an der Promenade und blicke aufs Meer, das wie eine endlos weite Fläche vor mir liegt. Die sanften Wellen kräuseln sich zum Ufer hin und glitzern wie Diamanten in der Dezembersonne. In der Ferne sind Segelboote zu sehen. Spaziergänger schlendern an mir vorbei, ein paar Kinder spielen quietschend Fangen, ein Liebespaar fährt Hand in Hand Fahrrad. Hinter mir die Kathedrale. Majestätisch. Gewaltig. Eine Momentaufnahme wie aus einem Werbeprospekt.

Diese Stadt hat es immer gut gemeint mit mir. Mild und sonnig im Winter. Geschichtsträchtig, aber geschichtslos für mich. Im Gegensatz zu Wien, das die Last meiner Kindheit und meines Erwachsenwerdens trägt, fühlt sich diese Stadt leicht wie eine Feder an. Mühelos. Ohne Los. Bis jetzt zumindest. Denn wie aus dem Hinterhalt, völlig unerwartet und in Anbetracht der Schönheit um mich herum total unpassend, überkommt mich eine unerklärliche Traurigkeit.

Zenon fällt mir ein und sein berühmtes Paradoxon vom Wettlauf zwischen Achill und der Schildkröte, das wir irgendwann in der Schule durchgenommen haben. Bekommt die Schildkröte einen Vorsprung, kann Achill sie niemals überholen, so schnell er auch sein mag. Wenn man nämlich den Weg, den Achill zurücklegen muss, um die Schildkröte überhaupt einzuholen, immer wieder in die Hälfte teilt, erhält man unendlich viele Hälften. Achill wird bis ans Ende aller Tage eine Hälfte der Hälfte der Hälfte des Weges von der Schildkröte trennen.

»Die Beweisführung ist absurd«, protestierten wir Schüler damals, in der Überheblichkeit, die jungen Menschen manchmal so anhaftet. Dass das bloß eine leise Einführung in die Widersprüchlichkeit des Lebens war, konnten wir damals noch nicht ahnen.

Endlich verstehe ich Zenon. Nach so vielen Jahren. Auf meine Art. Denn gerade eben habe ich das Gefühl, dass sich zwischen mich und das unbestreitbar Schöne, das mich umgibt, unendlich viele »zwischen« geschoben haben. Die mich das Glück, egal wie nah ich ihm bin, nicht fassen lassen. Es ist, als würden mir mit dem Schönen und dem Guten gleichzeitig die Fragilität und Vergänglichkeit all dessen vor Augen geführt.

Ich muss zehn gewesen sein, da verbrachte ich einen Tag mit meiner Mutter am Wolfgangsee. Nur wir zwei. Allein, ohne meine Geschwister. Ich war unbeschreiblich stolz, die Mutter mit niemandem teilen zu müssen, sie nur für mich zu haben. Wir waren bei einer Familie eingebucht, die das ehemalige Kinderzimmer an Gäste vermietete. Die Hausherrin war irritiert. Wir entsprachen nicht dem Besucherschema, das hauptsächlich aus deutschen und österreichischen Ehepaaren und Familien bestand. Eine alleinstehende Iranerin mit ihrer kleinen Tochter hatte man offensichtlich nicht erwartet.

Wir stellten unser Gepäck im Zimmer ab und machten uns auf den Weg zum legendären Hotel »Im Weissen Rössl«. Dort verbrachten wir den restlichen Nachmittag auf der Terrasse. Aßen Kuchen, tranken Kakao, blickten auf den See und konnten uns nicht sattsehen an der Schönheit des Ortes. Später gingen wir ins Kino – *Im weissen Rössl* lief dort in Dauerschleife. Ich hatte den Film bereits mehrere Male davor gesehen und war in Peter Alexander verliebt, so wie ich ein paar Monate später in Peter O'Toole verliebt sein sollte. Die Peter hatten es mir damals angetan.

Als wir in unser Zimmer zurückkamen, war ich von dem rundum geglückten Tag völlig beseelt. Meine Mutter brachte

mich ins Bett. Als sie weggehen wollte, hielt ich sie zurück. Legte meinen Kopf auf ihre Schulter, grub mein Gesicht in ihren Nacken, sog ihren Duft in mich ein. Eine Mischung aus Frau und (wie ich heute weiß) »Hermès« von Givenchy erfüllte meine Kindernase. Atmete ich lang genug meine Mutter ein, so würde auch ich irgendwann ihren Duft verströmen, dachte ich. Vielleicht wäre ich dann auch so schön wie sie. Vielleicht auch so unglücklich – aber das war mir damals egal.
Es gab nämlich nichts, was ich an ihr nicht liebte. Ihr Unglück war nicht wunschlos, es strotzte vor Kraft. Sie hat Unglaubliches geschafft – für eine Frau ohne Mann, für eine Ausländerin mit vier Kindern. So bin ich aufgewachsen. Mit einer Mutter, die größer schien als das Leben. Die, egal, wohin sie der Erfolg trug, immer von einem Hauch Traurigkeit umweht blieb. Bis heute.

Und plötzlich überkam sie mich. Mit einem Mal. Aus dem Hinterhalt, völlig unvermutet – und sehr unpassend. Mich überkam die Erkenntnis, dass meine Mutter eines Tages sterben würde. Sehr wahrscheinlich noch zu meinen Lebzeiten. Über diesen Gedanken musste ich so bitterlich schluchzen, dass ich fast keine Luft mehr bekam. Ich war zehn, viel zu jung für Todesgedanken. Meine Mutter vierzig, am Zenit ihrer Kraft. Aber das half nichts. Genauso wenig wie ihre verzweifelten Beruhigungsversuche.
Immer wieder beteuerte ich, dass ich sterben wolle, damit sie leben könne. Kindliches, magisches Denken. Irgendwann bin ich in ihren Armen in einen komatösen Schlaf gesunken. Völlig erschöpft, betäubt, in emotionale Einzelteile zerlegt. Der Schmerz über die Vergänglichkeit meiner Mutter hatte mich überwältigt.

Lang habe ich es nicht verstanden, wenn Menschen über den Verfall ihrer Liebsten sprachen, über deren Krankheiten und Leid, als ob es das Selbstverständlichste der Welt wäre. Ihre Akzeptanz des Unvermeidlichen, die ihnen augenscheinlich so leichtfiel, war für mich immer ein Beweis für ihre Gefühlslosigkeit. »Es ist halt so«, sagten sie achselzuckend und gingen über in den Alltag, in das Gute und Schöne, das neben dem Schlimmen eben auch noch da war. Wie, habe ich mich früher gefragt, kann man den Anspruch auf Glück haben, wen es jemand anderem, den man liebt, schlecht geht. Beim Druckabfall im Flieger nimmt man nicht die Sauerstoffmaske als Erste und hilft dann dem Kind; man stirbt, während man das Kind rettet. Das ist die Haltung, in der ich aufgewachsen bin. Selbstaufopferung ist ein Teil der Kultur, aus der ich komme.

Oft befindet man sich aber in Situationen, wo es nichts zu retten gibt. Besonders fürs Sterben trifft das zu. Das habe ich in den Jahren des Erwachsenwerdens gelernt – auch dass das Leben ungewiss ist, und das Wesentliche außerhalb meiner Kontrolle. Das Schicksal ist für mein Los zuständig. Ich bin dafür zuständig, mit den Konsequenzen fertigzuwerden. Ich werde nicht vermeiden können, dass meine Mutter eines Tages stirbt.
Daher schien es mir schon früh angebracht, mich mit dieser Tatsache bewusst auseinanderzusetzen. So lang und so intensiv, bis ich meinen Frieden mit ihrer und überhaupt mit der Endlichkeit aller Menschen und Dinge gefunden hatte.

Ich begann buddhistische Bücher zu lesen, hörte mir Vorträge und sah mir Filme zum Thema »Sterben« an. Ich verehrte Elisabeth Kübler-Ross, verrenkte mich in yogischen Asanas, meditierte, schrieb Nachrufe für meine lebendigen

Familienmitglieder und nicht zuletzt für mich selbst. Ich versuchte »mit dem Tod auf der Schulter« durch meinen Alltag zu wandeln und jede Entscheidung in Hinblick auf mein letztes Stündchen auf Erden zu treffen. Ich beschäftigte mich mit Kulturen wie der von Bhutan, die einen weitaus selbstverständlicheren Umgang mit Sterben und Tod haben als wir im Westen.

Auf Partys gab ich mein Wissen gern zum Besten und bemerkte, wie Gespräche bald ein Ende nahmen, Menschen auf Distanz zu mir gingen, andere einen Bogen um mich machten. Selbst bei engen Freunden stieß ich auf Widerstand. Mein Versuch, sie von Wert und Notwendigkeit der Beschäftigung mit dem Tod, mit der einzigen Sicherheit, die wir im Leben haben, zu überzeugen, stieß entweder auf unverblümte Abwehr oder auf noch unverblümtere Ignoranz. Es war nicht zu leugnen – die Menschen hatten Angst. Sie wollten lieber verdrängen, den Tod totschweigen.

Das gute Leben aber lebt sich nicht von allein. Man muss schon was dafür tun. Ansonsten, da war ich mir sicher, landet man in der geistigen Gosse. Das wollte ich nicht. Ich wollte mir immer mehr Strategien aneignen, um immer öfter die richtige Antwort auf die unterschiedlichen Fragen des Lebens zur Hand zu haben. »Reifwerdung« nannte ich das bei mir.

Ich wollte mich nicht in die Knie zwingen lassen, insbesondere nicht vom Tod meiner Mutter, dem ich mich zur gegebenen Zeit erhobenen Hauptes stellen würde. Das war mein Ziel. Als selbstbestimmter, selbstwirksamer Mensch hatte ich schließlich die alleinige Verantwortung für das Gelingen meines Lebens. Meine Mutter wurde immer älter, ich immer weiser. Alles war in Ordnung, und ich aus dem Schneider.

Auch als Schauspielerin wollte ich dazulernen, besser werden, mich optimieren. Ich besuchte daher einen Workshop beim bereits erwähnten Jordan Beswick, einem angesagten amerikanischen Schauspiel-Coach. Jordan war berühmt für seine Gnadenlosigkeit. Beim leisesten falschen Ton schlug sein innerer Seismograf an. Dann legte er den Finger in unsere Wunden und wühlte darin herum – bis wir aufhörten, so zu tun als ob. Bis wir ehrlich wurden in unserem Spiel.
Eine gute Schauspielerin, ein guter Schauspieler versteckt sich nicht hinter einer Rolle – das habe ich damals begriffen –, sondern entfaltet sich in ihr. Denn gerade im Schutze der Rolle kann man mitunter ehrlicher und verwundbarer sein, als man es sich im wahren Leben je leisten kann.

Am letzten Tag des Workshops machte Jordan eine Fantasiereise mit mir. Meine Aufgabe war es, ihm zuzuhören und alle Bilder, die in mir hochkamen, ohne Widerstand zuzulassen. Er nahm mich mit seiner sonoren Erzählstimme mit in ein anderes Leben.
Dort sah ich mich als alleinerziehende Mutter von einem kleinen Jungen, Tom, mit lockigen Haaren und großen, braunen Augen. Tom trug eine dicke Brille, hatte einen kleinen, schmächtigen Körper und einen etwas zu großen Kopf – aber auch ein charmantes Lächeln, mit dem er mich gern und oft um den Finger wickelte.
Ich machte Schulaufgaben mit ihm, brachte ihn ins Bett, hielt ihm die Hand, wenn er aus einem Albtraum erwachte. Ich wusste um Toms Vorlieben, seine Eigenheiten, seine Ängste. Ich lachte über den Schabernack, den er mit mir trieb, las ihm die Leviten, wenn er mich anlog. Ich ging zu Elternsprechtagen, feuerte ihn beim Fußball an und nahm ihn in den Arm, wenn er Liebeskummer hatte. Jordan führte Tom und mich noch lang und detailverliebt durch verschiedene

Stadien unseres gemeinsamen Lebens. Als Tom neunzehn Jahre alt war, starb er. Sein Tod kam plötzlich. Sowohl für mich als seine Mutter als auch für mich als Schauspielerin. Nichts hatte in Jordans Erzählung darauf hingedeutet, dass ich ihn verlieren würde. Das Ableben meines fiktiven Sohnes traf mich mit ungebremster Wucht und versetzte mich wieder einmal in einen langen, dramatischen Heulkrampf.

Ich kenne Menschen, die in der Hoffnung auf Erleuchtung von Guru zu Guru pilgern und stets in derselben Sackgasse landen. Weil sie immer, wenn es brenzlig wird, wenn es »ans Eingemachte« geht und wehtun könnte, weglaufen – vor dem Guru, aber insbesondere vor sich selbst. Die sich, weil sie sich als Suchende erleben, für reifer, weiter und weiser als all diejenigen halten, die in Wahrheit mit weitaus weniger Suchaufwand im Leben genauso weit, reif und weise sind wie sie. Manche sind ohne Aufwand sogar noch viel weiser.

Ich hatte immer Mitleid mit diesen Menschen empfunden. Nun musste ich feststellen, dass ich mich im Wesentlichen nicht von ihnen unterschied. Meine theoretische Endlichkeits-Expertise hatte in der Praxis nicht gehalten. Sie war mit einer einzigen Schauspielübung auszuhebeln gewesen. Meine Auseinandersetzung mit dem Tod hatte etwas Zwänglerisches, war aus Angst geboren und zur Leidenschaft gesteigert worden. Weil ich so meine Angst bewältigen und mir den Tod handzahm machen wollte.

Unsere Vergänglichkeit zu ignorieren, ist Verdrängung. Sich exzessiv damit zu beschäftigen – im Irrglauben, damit Schmerz, Trauer und Leiden zu vermeiden –, allerdings ebenso. Als ich die Reste meines Egos Tage nach der

Schauspielübung endlich wieder zusammengekratzt hatte, beschloss ich, weniger über das Sterben zu philosophieren, sondern mehr daran teilzuhaben.

Ich begann eine einjährige Ausbildung zur ehrenamtlichen Sterbebegleiterin. In Berlin, am Hospiz Wannsee. In einzelnen Seminarblöcken beschäftigte ich mich mit folgenden Themen: Umgang mit Sterbenden, Trauerbewältigung, Sterbehilfe, eigene Endlichkeit. Diese Unterrichtseinheiten berührten mich sehr. Umso mehr war ich später über die tatsächliche Sterbebegleitung verwundert.
Ich hatte mir mehr erwartet, von den Sterbenden. Mehr Spirituelles, weniger Gewöhnliches. Dass man sich unmittelbar vor dem eigenen Tod über die Zähigkeit des Mittagsschnitzels echauffieren konnte, fand ich befremdlich. Dass die Qualität des Fernsehprogramms leidenschaftlich diskutiert, der Akzent der Pflegerin moniert und irgendwelche Schlagerkonzerte herbeigesehnt wurden, ebenso.
Ich hatte angenommen, dass man sich kurz vor seinem Ableben ausschließlich mit den großen Fragen des Daseins beschäftigen würde. Ich brauchte eine Weile, um zu begreifen,

- dass man nicht heilig wird, nur weil man stirbt.
- dass nichts banal sein kann, das man zum letzten Mal erlebt.
- dass das Leben schön gewesen und das Sterben hart sein kann.
- dass das Leben hart gewesen und das Sterben leicht sein kann.
- dass so manch weiser Gedanke meist unerwartet und oft nebenbei kommt.
- dass Lachen wichtig bleibt und bis fast zum letzten Atemzug möglich ist.

- dass Trösten feige ist – wenn es keinen Trost gibt.
- dass man dem Menschen sein Leid zumuten muss und es mit ihm aushalten darf.
- dass am Ende nicht zählt, wer man war, sondern nur, wie gut man loslassen kann.

Aber selbst die Zeit im Hospiz – so wertvoll sie auch war – konnte mich nicht darauf vorbereiten, was mich Jahre später erwarten sollte. An einem verregneten Frühlingsnachmittag. In einem Hamburger Hotelzimmer.
Ich sehe die grau-blau gemusterte Bettwäsche, die runden Nachtkästchen, den Notizblock und den Kugelschreiber auf dem Sideboard unter dem Fernseher. Ich sehe das beige Sofa, auf dem mein kleiner Koffer liegt, offen, Hosen und Blusen achtlos drum herum verstreut. Die Willkommensflasche Wasser auf dem Tisch. Den Obstkorb, aus dem ich die Beeren bereits herausgefischt habe. Übrig ist nur ein verschrumpelter Apfel. In gegenüberliegenden Fenstern sehe ich zwei Stubenmädchen das Bett machen, einen Mann telefonieren, eine alte Frau die Wand anstarren.
Das Nebensächliche ist mir in Erinnerung geblieben, farbenfroh und detailreich. Das Telefonat mit meiner Schwester nicht. Den Inhalt unseres Gesprächs weiß ich, aber ich höre ihn nicht. So, als wäre das Gesagte von meinem Erleben abgetrennt, meiner Biografie hinzugefügt, ohne dass ich dabei gewesen wäre. Ich kann mich weder an die Stimme meiner Schwester noch an ihren Duktus erinnern, als sie schließlich aussprach, was sie seit Tagen vor mir zu verbergen versuchte – »Babak hat Krebs«.

Drei Worte, die mich in ein anderes Leben mit anderen Eckdaten versetzten. Ich wartete darauf, dass mein Denken, mein Fühlen, mein Verhalten sich änderte. Aber nichts geschah. Ich reagierte auf die Nachricht unbeeindruckt – wie auf eine Verschiebung meines Friseur-Termins, eine Save-the-date-Ankündigung oder die Einladung zu einer Theaterpremiere. Ich weiß nicht mehr, was danach passierte. Wahrscheinlich hat meine Schwester noch weiter auf mich eingeredet und ich habe geantwortet. Ich habe alles davon vergessen.

Ich blieb noch zwei Tage in Hamburg, wurde in der Früh abgeholt und ans Set gebracht. Ging in den Maskenraum, ließ mich schminken. Spielte meine Szenen, aß zu Mittag mit meinen Kollegen, plauderte, scherzte, schminkte mich ab. Wurde wieder ins Hotel gebracht, blieb an Belanglosem im Fernsehen hängen und fiel irgendwann in einen tiefen, traumlosen Schlaf.
Zwischendurch war »Babak hat Krebs« immer wieder durch mein Gehirn geblitzt, aber so schnell die Information auftauchte, so schnell verschwand sie auch wieder. Ich konnte meiner Arbeit ohne Störgeräusche nachgehen. Selbst im Flugzeug zurück nach Wien war ich noch ganz ruhig.

Erst am Abend meiner Ankunft – in meiner Wohnung, in meinem vertrauten Umfeld – begann ich langsam zu verstehen: Mein Bruder war schwer krank. So krank, dass er wohl bald sterben würde. Als erfahrener Radiologe hatte er sich selbst durch die MRT-Röhre geschickt und auch gleich selbst befundet – Prostata-Karzinom, im fortgeschrittenen Stadium. Fünf Jahre gab er sich selbst. Höchstens. Eine Aussicht, die seine Fachkollegen als realistisch bezeichneten.

Wieder einmal brach es aus mir heraus. Ich schluchzte mit einer Vehemenz, die selbst meinen sonst unerschrockenen Mann in Sorge versetzte. In Wellen kam es über mich.

Stunden um Stunden. Ich antizipierte bereits den Verlust meines Bruders, die Beerdigung, das Grauen der Zeit ohne ihn. Erlebte die übliche Überreaktion meines seelischen Immunsystems auf »Viren« wie Krankheit, Schmerz und Tod. Irgendwann war ich leergeweint. Irgendwann bin ich in einen traumlosen Schlaf gesunken. Wieder einmal in meine emotionalen Einzelteile zerlegt. Der Schmerz über den bevorstehenden Tod meines Bruders hatte mich überwältigt.

Die nächsten Tage und Wochen fühlte ich mich weiterhin aus dem Selbstverständlichen gehebelt. An meinen äußeren Koordinaten hatte sich nichts geändert, aber mein Innenleben, meine innere Landschaft war in sich verschoben. Ich fand mich auf unbekanntem Terrain wieder, war mir selbst nicht geheuer, war im wahrsten Sinne des Wortes ver-rückt.

Ich rief meinen Bruder an und vereinbarte ein Treffen. Meine erste Begegnung mit ihm nach Bekanntwerden seiner letalen Diagnose. Wie sollten wir miteinander umgehen? Wie lautete der Verhaltenskodex in dieser neuen Situation? Wie ein Abgrund lag die Krankheit meines Bruders zwischen uns. Ich hatte Sorge, ihn nicht mehr zu erreichen.

Babak war immer schon ein Einzelgänger gewesen. Seiner Familie zwar verbunden, aber stets auf Distanz. Er lebte sein Leben. Wir, der Rest der Familie, unser gemeinsames. Vaterlos, nur unter Frauen aufgewachsen, war er bereits als Kind innerlich emigriert, um sich vor der geballten weiblichen Energie zu schützen. Er war weder religiös noch spirituell, geschweige denn esoterisch. Schon mit sechs ein Intellektueller, sehr reserviert, wenig emotional.
Ich wollte mich vor ihm nicht in den Vordergrund spielen, weder mit Dramatik, schon gar nicht mit Hysterie. Ihn hatte

das Schicksal ereilt, nicht mich. Ich war nur in der Nachfolge betroffen, mein Anspruch auf Leid weitaus kleiner als seins. Daher nahm ich mir vor, nicht zu weinen, auf keinen Fall zusammenzubrechen.

Als ich im Restaurant eintraf, saß mein Bruder bereits da. Er schien unverändert. Nichts an ihm ließ vermuten, dass er – wie, glaube ich, Susan Sontag es nannte – »eine andere Nationalität angenommen hatte«. In ein anderes Land ausgewandert war – in das Land der Kranken, der zum Tode Verurteilten. Ich nahm ihn kurz in den Arm, setzte mich ihm gegenüber. Er schob die Speisekarte in meine Richtung (»Die Strozzapreti sind hier sehr gut«) und bestellte eine Flasche Wein. Während wir das von meinem Bruder geliebte, hausgemachte Brot ins Olivenöl tunkten und aßen, redete ich gegen meine Sprachlosigkeit an.

Ich berichtete ihm über meine Computerprobleme. Erklärte meine Ansichten zur Klimakrise, schwärmte von den Vorteilen von Air Fry Pommes. Fragte, ob er nicht auch fände, dass der Besitzer des Lokals der Klischeebesetzung eines Mafiabosses glich. Beklagte mich über den verrückt gewordenen Wohnungsmarkt. Verriet, dass ich Bitcoins noch immer nicht verstünde und dass Intervallfasten bei mir zu keiner Gewichtsabnahme führte.

Im ruhigen Blick meines Buders spiegelte sich mein Versuch wider, ja keine Gesprächslücke entstehen zu lassen, in der ich Gefahr laufen könnte, die Kontrolle über mich zu verlieren. Irgendwann aber waren alle Belanglosigkeiten ausgewrungen. Irgendwann war es Zeit, ihn endlich auf seinen Krebs anzusprechen. Aber ich konnte nicht. Ich war wie gelähmt. Ich hatte alles im Hospiz für solche Situationen Gelernte parat, aber es half mir nichts.

Hier ging es um meinen Bruder, nicht um einen Fremden. Ich war Teil des Problems, zu dessen Lösung ich nicht beitragen konnte. Schweigen breitete sich zwischen uns aus. Der Elefant im Raum war größer als je zuvor. Ich stopfte stumm die Strozzapreti in mich hinein und schämte mich für meine Feigheit.

»Ich habe ein Abo abgeschlossen, beim National Theatre in London«, begann mein Bruder schließlich zu erzählen. Ich blickte auf und sah seine Augen leuchten. »Im Internet«, fügte er hinzu, »jetzt habe ich Zugang zu deren Theateraufzeichnungen, 24/7.« *Hamlet* mit Rory Kinnear hatte er schon dreimal gesehen, *Medea* mit Helen McCrory noch viel öfter, *Phaedra* mit Helen Mirren, *King Lear, Bernarda Albas Haus, Die Möwe, Viel Lärm um nichts* und vieles mehr.

Als ich klein war, hat mein Bruder fast ein Jahr lang so gut wie gar nicht mit mir geredet. Nicht vorsätzlich, es ist ihm einfach passiert, aus purem Desinteresse. Die längste Zeit war ich bloß die kleine, nervige Schwester für ihn gewesen – bis wir irgendwann ein gemeinsames Interesse entdeckten.

Er nahm Sendungen aus dem Radio auf Kassette auf. Wenn er sie abspielte, gesellte ich mich zu ihm. Bei diesen Gelegenheiten erlebte ich zum ersten Mal Otto Schenk Texte von Alfred Polgar lesen, Oskar Werner Gedichte von Heinrich Heine vortragen, Helmut Lohner in diversen Hörspielen, Marion Degler, Leopold Rudolf, Nicolin Kunz, Christian Futterknecht, Vilma Degischer und viele mehr. Ohne Worte waren wir auf etwas außerhalb von uns beiden fokussiert, das uns – über die Bande gespielt – miteinander verband. Unsere Faszination für Sprache, fürs Theater, für die Poesie, für gute Geschichten.

Am Strozzapreti-Abend beim Italiener knüpften wir genau dort wieder an. Wir zitierten aus Shakespeare-Sonetten; klatschten über die Eigenarten unserer Lieblingsschauspieler; erinnerten uns an Theater- und Filmerlebnisse, die uns allumfassend beeindruckt hatten; badeten in unserer Leidenschaft für gute Dialoge und kluge Worte; schwärmten von der englischen Sprache, mit der wir uns beide in Zukunft ausgiebiger beschäftigen wollten. Als wir voneinander Abschied nahmen, hatten wir kein einziges Mal über seine Krankheit gesprochen.

Stirbt ein Mensch, verschwindet er unwiderruflich aus unserem Leben.
In der Lücke, die er hinterlässt, entdeckt man erst die Worte, die man hätte sagen sollen. Das Schlechte, das man versäumt hat, gut zu machen. Das Gute, aufgeschoben auf bessere Zeiten, die nicht mehr kamen.
Im Tod der anderen – so heißt es – schwingt immer eine Ahnung der eigenen Sterblichkeit mit. Den eigenen Tod kann ich nicht denken, nicht einmal träumen. Mein eigener Tod ist mir fern und fremd.
Das Ende eines anderen Menschen nicht. Darin darf ich antizipieren, was ich nicht begreifen kann. Von dem ich aber weiß, dass es auch mich eines Tages ereilen wird. Für kurze Zeit scheint es dann unmöglich, mich am Wissen meiner eigenen Endlichkeit vorbeizuschummeln. Vielleicht ist es aber weniger das Ende, das mir Angst macht, als all meine Versäumnisse in Hinblick darauf. »Je mehr wir bedauern, was wir nicht gelebt haben, desto mehr fürchten wir den Tod«, behauptet der berühmte New Yorker Psychoanalytiker Irvin D. Yalom.

Ich bin bald Ende fünfzig. Nüchtern betrachtet habe ich den Großteil der guten Jahre hinter und existenzielle Aufgaben vor mir. In meinem Freundeskreis bekomme ich richtungweisende Berichte – Eltern, einst stark und voller Lebensenergie, schrumpfen einem vor den Augen, werden immer schwächer und fallen in die Obhut ihrer Kinder. Pflegefälle, Krankheiten, Todesnachrichten verdichten sich mit zunehmendem Alter. Beide Seiten scheinen darüber oft fassungslos, als hätte man allen Beteiligten etwas aufgebürdet, was so nicht vorgesehen war.

Dabei beginnen die Verluste unseres Lebens schon viel früher, wir nehmen sie nur nicht wahr. Bereits unser Auf-die-Welt-Kommen bedeutet Abschiednehmen. Vom Mutterschoß, für immer. Die Verluste am Anfang des Lebens fallen jedoch nicht ins Gewicht – es gibt so vieles an Neuem zu erleben, so viel noch nicht Erlebtes zu erfahren.
Irgendwann beginnen schleichend Wiederholungen und werden zu Routinen. Das anfänglich Aufregende wird banal, weil zu oft erlebt. Hat man die Nächte früher durchgemacht, verbringt man sie nun schlaflos im Bett. Die Unbekümmertheit weicht den alltäglichen Sorgen. Dass man immer ernster wird, nimmt man als Zeichen dafür, dass man halt erwachsen geworden ist. Man verliert vieles, pausenlos – die glatte Haut, die vollen Haare, die Fruchtbarkeit, die Flexibilität (körperlich und mental), Freunde, Verwandte, den Glauben an die immerwährende Liebe, an Lebensträume, die sich – das weiß man inzwischen – nicht mehr erfüllen werden.
Im Schwinden der Jugend treten die Eigenheiten und Ticks immer deutlicher zu Tage, weil immer weniger da ist, um sie zu kompensieren. Die Sinne werden schwächer, Wehwehchen mutieren zu chronischen Schmerzen und irgendwann ist es so weit – man gesteht sich ein, alt zu sein.

Vieles davon kenne ich aus teilnehmender Beobachtung, einiges aus eigener Erfahrung. Dennoch bleibt mein Lebensmodus nach wie vor auf Regenerieren und Optimieren ausgerichtet. Ich kann es nicht akzeptieren, dass Dinge, Zustände, Menschen unwiderruflich vergehen. »Akzeptieren« impliziert, ich hätte eine andere Möglichkeit, ich würde dem Unvermeidlichen aus freien Stücken zustimmen. Das tue ich nicht. Werde ich nie.
Aber – who cares? Der Tod auf jeden Fall nicht, genauso wenig wie das Leben. Aber vielleicht geht es gar nicht um Akzeptanz, sondern um Demut, um Hingabe – an das, was sich nun mal nicht ändern lässt.

Mein Bruder hat seine prognostizierten »fünf Jahre« bereits um zwei überlebt. Er hatte keine Wunderheilung, nur einen guten Operateur. Er nimmt sehr viele Medikamente, die erhebliche Nebenwirkungen haben, aber sein Leben wohl verlängern. »Der Krebs wird dennoch wiederkommen«, meint er. In einer Form, die ihm einen noch radikaleren Umgang damit abverlangen wird. Bis dahin lässt er es sich gut gehen. Gerade ist er mit seiner Frau von einer zweiwöchigen Theaterreise aus London zurückgekehrt. Er wirkt fidel, entspannt, wie ein glücklicher Mann. Er hat sein Leben nicht grundlegend geändert, er ist nur etwas früher in Pension gegangen und verreist seither etwas mehr. Er würde sich die Diagnose nicht wegwünschen, sagt er – es ginge ihm in vielerlei Hinsicht besser als davor.

Wird die Zeit, die man noch hat, knapp, verändert sich der Blick aufs Dasein. Weil alles, was bis dahin selbstverständlich schien, die Selbstverständlichkeit verliert.
Plötzlich weiß man, was man eigentlich immer schon hätte wissen können:

- dass nichts sicher und alles vergänglich ist.
- dass man loslassen muss, was man ohnehin nie festhalten konnte.
- dass man loslassen darf, was man nicht braucht – all das, was man nie hinterfragt, aber als gegeben hingenommen hat; das, was nicht anders denkbar schien; das Falsche, das man so lang geübt hat, bis es richtig wirkte.

Man wirft Ballast ab. Wird plötzlich die Person, die man immer schon war – der man zu lang verboten hatte, zu sein. Aber was machen die, die keine letale Diagnose erhalten haben? Alle die, die weiterhin auf Verdrängung, in welcher Art auch immer, programmiert sind?

In meinem Beruf sagt man gern, es gebe keine großen oder kleinen Rollen, nur große und kleine Schauspieler. Das stimmt nicht.
Man kann nicht aus jeder Rolle etwas Großes machen. Manche Rollen geben einfach nicht viel her. Dennoch muss man sie – so gut man kann – erfüllen. In jeder kleinen Rolle übt man bekanntlich schon mal für die großen, die einem – so hofft man – bevorstehen.

Vielleicht verhält es sich mit den Aufgaben im Leben ähnlich. Es gilt sich ihnen zu stellen und sie so gut wie möglich zu erfüllen.
Und in den kleinen Aufgaben für die großen zu üben. Vielleicht muss ich mich mit ganzem Herzen dem widmen, was mal war und nicht mehr sein wird. Bewusst Abschied nehmen und die vielen kleinen Verluste des ganz normalen Alltags, die ich bereits erlitten habe, betrauern. Damit ich dann, wenn es so weit ist, für die großen etwas geübter bin.

Vielleicht kann ich so eher wertschätzen, was mir noch bleibt. Was noch geht, vor allem was noch sein kann. Vielleicht verschwende ich dann die mir verbleibende Zeit nicht mehr mit Dingen, die nicht von Belang sind, sondern richte die leeren Räume, die die Verluste hinterlassen haben, neu ein – altersadäquat und mir selbst gerecht. Meinen Fertigkeiten, meiner Kraft und meinen Sehnsüchten entsprechend.

Aber egal, wie sehr ich übe, das Leben wird ein Drama bleiben. Ich weiß das. Auch aus meinem Beruf. Auf der Bühne, vor der Kamera habe ich tote Partner betrauert, Kinder verloren, unheilbare Krankheiten überwunden, die große Liebe und das Glück erlebt, war traurig, fröhlich, verletzt, resigniert, euphorisch – je nachdem, was die Rolle, die Szene von mir verlangte.
Im Spiel war ich oft mutiger als im wahren Leben. Ich habe Gefühle in all ihrer Bandbreite zugelassen, sie sogar forciert, mich dem Drama mit Wollust hingegeben und bin erfrischter, lebendiger daraus hervorgekommen.

Meine Mutter ist bald Ende achtzig. Noch ist sie fit, vor allem aber ist sie zäh. Dennoch neigt sich ihre Lebensspanne dem Ende zu. Ich werde meine Mutter verlieren. Hoffentlich vor meinem Bruder. Alles andere würde ihre Mutterseele zerschmettern. Vielleicht gehe auch ich zuerst. Wer weiß – alles ist möglich, das Unvermeidliche unberechenbar. Wahrscheinlich werde ich zusehen müssen, wie jemand, den ich liebe, leidet. Vor dieser Hilflosigkeit habe ich die größte Angst. Mir bleibt nur das Vertrauen, dass ich zum gegebenen Zeitpunkt auf die mir gestellten Fragen Antworten finden werde. Die guten Antworten erwachsen aus der Übung, aber vor allem aus dem Moment. Mein Bruder hat sie damals im Restaurant gefunden, zwischen in Olivenöl getunktem Brot und einem Glas Wein. Als er meinen Blick auf das Gute und Schöne gerichtet hat, das uns verbindet und auch mitten im Schlimmen existiert.

Im Guten das Schlimme zu antizipieren, das noch gar nicht stattgefunden hat, ist reine Verschwendung. Das habe ich mittlerweile begriffen. Es nimmt dem Schlimmen nichts, nur dem Leben das Gute. Lebendig sein bedeutet, verletzt zu werden, Blessuren davonzutragen, sich vom Leben aufbrauchen zu lassen. Eben weil das Leben Drama ist, gilt es das Gute auszukosten, bis zum letzten Tropfen. Das Gute steht mir zu, auch wenn es jemand anderem schlecht geht. Ich sehe darin keinen Egoismus, nur Demut vor dem Leben. Kann ich das Gute nehmen, habe ich auch die Kraft, zur gegebenen Zeit das Schlechte auszuhalten, da zu sein, wenn man mich braucht.
Vielleicht muss ich einen Mittelweg finden, zwischen der orientalischen Leidenskultur, aus der ich komme, und dem Positivismus des Westens, in dem ich aufgewachsen bin. Die einen stellen sich als Opfer in den Mittelpunkt des Geschehens, die anderen betreiben einen Wellness-Kult, wo das Empfinden von Schmerz und Trauer als persönliches Versagen abgestempelt wird.

Als ich den Blick vom Meer abwende und weiterflaniere, dämmert es bereits. Am Horizont senkt sich die Sonne blutrot ins Meer. Der kühle Abendwind lässt mich etwas frösteln. Ich knöpfe meine Jacke zu, mache einen tiefen Atemzug, fülle meine Lungen mit Meeresluft und verliere mich in dem Anblick vor mir, in das unbestreitbar Schöne und Gute.

Achilles und die Schildkröte. Das Leben ist paradox, voller Widersprüche. Natürlich hat Zenon recht, natürlich hat er nicht recht. Beides stimmt. Vielleicht liegt darin die Lösung – im Sowohl-als-auch. Wenn beides sein darf, löst sich der Widerspruch von allein auf. Aber in einem Punkt hat Zenon sich geirrt: In Wahrheit gibt es keinen Weg, der sich teilen lässt. Denn ist man im Moment, ist man bereits angekommen. Vom Kopf her weiß ich das, in der Seele noch nicht.

Dramolett
Die kleine Bar

Kurz nach Mitternacht ist es. Im Juni, in Wien. Ich bin auf dem Weg nach Hause. Gehe durch schmale Gassen des ersten Bezirks. Bleibe stehen. Plötzlich Stille – meine Schritte waren die einzig hörbaren. Ich bin allein. Sogar meine Zigaretten sind auf der Geburtstagsparty geblieben. Doch da vorn, schräg gegenüber, leuchtet trübe das Schild über dem Eingang eines Lokals. Ich gehe hinein.

Schummrig beleuchtete, durchgewetzte Polstermöbel.
An den Wänden vergilben Poster halbnackter Schönheiten der Achtzigerjahre. Am Tresen der einzige Gast – ein alter Mann im alten Anzug. Vor einem halbvollen Cognacglas, das er reglos fixiert.
Bin ich in einem Paralleluniversum gelandet?
Mein Verdacht bestätigt sich mit dem Auftritt der Bardame – Anfang dreißig, sehr blondiert, stark geschminkt. Pralle Brüste, mühevoll gebändigt von einer knappen Brassière.

Ich frage die junge Frau, ob sie Zigaretten verkauft. Erhalte aber keine Antwort. Werde nur angestarrt. Ich wiederhole die Frage. Die Frau presst rotnagelige Finger an ihren Mund, als wolle sie sich selbst am Schreien hindern. Nimmt sie wieder weg, strahlt mich begeistert an. Flüstert mit stark osteuropäischem Akzent: »Kann ich nicht glauben – Tanja Haffner!«

Ich lache verlegen. Dass man mich ausgerechnet hier als »Tanja« erkennt, war nicht vorherzusehen. Ich frage neuerlich nach Zigaretten, ernte jedoch nur die Gegenfrage: »Was willst du trinken? Geht auf Haus.«

»Danke, sehr lieb. Aber ich will nichts trinken, nur Zigaretten. Hätten Sie vielleicht –«
»Bitte, trink was. Ein Getränk. Nur ein Getränk!«
Ich gebe mich geschlagen, setze mich und bitte um ein Glas Wasser.

Die Bardame kommt meinem Wunsch nach. Wendet sich dabei an den alten Mann:
»Das ist Tanja Haffner. Von ›Der letzte Bulle‹. Tanja, kennst du doch!«
Der alte Mann dreht sich in Zeitlupentempo zu mir. Glotzt mich ausdruckslos an. Wendet sich wieder ab. Starrt weiter Löcher in die Leere vor sich.

Meine neue, blonde Freundin schenkt sich selbst ein Glas Champagner ein, zur Feier der Stunde. Sie prostet mir zu, beginnt zu erzählen.
Wie wunderbar diese Serie ist. Dass sie keine Folge versäumt, manche sogar öfter gesehen hat. Vor allem jene, in der die Liebesgeschichte zwischen dem Bullen und Tanja prominent vorkommt. Weil, das ist es, weswegen Natalia – so heißt sie – die Serie überhaupt anschaut. Natalia wünscht sich so sehr, dass wir endlich zusammenkommen, der Bulle und ich. Aber sie macht sich Sorgen, dass ich – und somit Tanja – es leider vermasseln werde.

Und dann gibt Natalia mir Ratschläge. Von Frau zu Tanja.
»Musst du natürlich ›hard to get‹ sein, immer. Aber nicht zickig! Männer mögen das nicht. Brauchen sie Gefühl von Dings, von Respekt, immer. Bulle liebt dich, verstehst du? Sieht man in seine Augen. Wie der dich ansieht! Bulle ist Mann mit Herz, Tanja. Und du bist große Liebe. Aber musst du netter sein zu ihm. Ist ein Mann, verstehst du? Hat Stolz.

Darfst du nicht brechen. Mann nie darf aufgeben Stolz. Auch nicht für große Liebe.«

So sitze ich da, mit einem besoffenen Apathiker neben mir. Und Natalia vor mir. Eine Frau, die von der ewigen, der einen großen Liebe erzählt, von Mann und Frau, von Romantik und Sehnsucht – in einer kleinen Rotlichtbar. »Musst du ihn halten, Tanja, versprich mir. Heiraten und halten. Ein Leben lang.« Zum Abschied drückt Natalia mich fest an sich. Nimmt mir das feierliche Versprechen ab, es mit dem Bullen ja nicht zu vermasseln.

An der nächsten Straßenecke stelle ich fest, dass ich nach wie vor keine Zigaretten habe. Aber Tanja würde eh nicht rauchen. Passt nicht zu ihr.

Leben spielen

Im Leben

Ein Nachmittag im August. Wolkenloser Himmel, Sonne, eine leichte Brise. Es duftet nach Sommer, Sonnencreme und Müßiggang. Eine freundliche Stimmung, ein friedlicher Ort, ein idyllischer See im Süden von Wien. Erwachsene grillen in ihren Gärten, plaudern, lachen. Kinder spielen und quietschen. Bedrohlich ist hier gar nichts.

Außer dem See. Für mich. In meinem Kopf.

Nicht seine glitzernde Oberfläche. Das, was darunter ist – die Tiefe, der Abgrund, die Dunkelheit. Da ich nicht weiß, was da ist, will ich es auch nicht wissen. Ich schaffe es nicht, unter Wasser meine Augen zu öffnen. Verdrängen geht, schauen geht nicht. Was, wenn ich in den Tiefen des Sees, an diesem oberflächlich so friedlichen Ort, etwas entdecke, das meinen Frieden für immer zerstört? Irgendwelche Ungeheuer, Monster, unheimliche Phänomene? Was im Dunkeln ist, soll bitte im Dunkeln bleiben, denke ich. Lächerlich, ich weiß. Ängste sind nun mal selten rational.

Unlängst habe ich eine Dokumentation über »Freediving« gesehen und war fassungslos. Apnoe-Taucherinnen leben meinen Albtraum. Und das freiwillig! Sie tauchen mehr als hundert Meter tief in die pechschwarze Dunkelheit des Ozeans. Nach nur einem Atemzug. Auf die Gefahr hin, nicht mehr ans Licht zu kommen. Freediving ist eine besonders gefährliche Sportart. Natalja Moltschanowa ist dabei 2015 spurlos verschwunden – eine der berühmtesten Apnoe-Taucherinnen der Welt, bei einem Routine-Tauchgang vor Spanien. Und selbst jene, die überleben, erleiden oft schwere Schäden, zum Beispiel Lungenquetschungen.

Dass sie beim Auftauchen ohnmächtig werden, ist gang und gäbe. Weil ihnen auf den letzten Metern buchstäblich die Luft ausgeht. Ohne sofortige Sauerstoffzufuhr laufen sie Gefahr, ihr Gehirn dauerhaft zu ruinieren.
Warum tun Menschen sich das an? Was treibt sie?

»Hundert Meter unter der Wasseroberfläche kann man nicht an Politik oder Schmutzwäsche denken. Oder daran, ob man das Richtige gesagt hat. Das alles gehört zu einer anderen Welt, die man oben zurückgelassen hat. Unten wird man zur Stille, eingetaucht in Stille … Es gibt nur noch das gegenwärtige Selbst, im gegenwärtigen Augenblick.«
(William Trubridge, Freediver aus Neuseeland)

Der gegenwärtige Augenblick also. Dafür riskieren Taucherinnen und Taucher ihre Gesundheit, ihr Leben. Für den Sehnsuchtsort, an dem es kein Wollen, kein Schieben und kein Ziehen mehr gibt. Du musst und kannst dich nirgends anlehnen im gegenwärtigen Augenblick. Du ruhst in dir, bist im Gleichgewicht. Im reinen Paradies. So beschreiben es zumindest die »Erleuchteten«.

Ich will das auch! Ich will Erleuchtung. Ich bemühe mich darum – allerdings weniger spektakulär als Mister Trubridge. Ich bleibe im Trockenen. Zu Hause. Auf dem Sitzkissen. Und meditiere. Mittlerweile kann ich unangenehme Gefühle zulassen – Enge in der Brust, Unruhe im Herzen, Ungeduld im Kopf. Ich gebe nicht gleich auf – wie noch am Anfang. Allerdings verliere ich mich nach fünf, sechs Atemzügen in Tagträumen. In der Vergangenheit, in der Zukunft, in stummen Monologen …

Wenn ich mich bemühe, im Moment zu sein, versuche ich dabei nicht eigentlich aus dem Moment auszubüxen? In der Hoffnung auf einen besseren Moment als der Moment, in dem ich gerade bin? Sollte ich nicht lieber, um tatsächlich im …

Irgendwann bemerke ich schließlich, dass ich weggedriftet bin. Dann hole ich mich zurück, zu meinem Atem, in den Augenblick. Bis ich mich wieder verliere, in meinem Kopf. Ich kann nämlich die Kontrolle nicht aufgeben. Kann nicht loslassen. Nicht in meine eigene Tiefe tauchen. Ich klammere mich an meinen Gedanken fest wie an einer sturmgeschüttelten Boje im Wasser. Früher hielt ich mich deshalb für eine spirituelle Versagerin. Heute weiß ich, dass die vielen Gedanken, die ständig über mich hereinbrechen, natürlich sind. Es gilt nicht, sie zu unterdrücken. Es gilt, sie vorbeiziehen zu lassen. Mich selbst immer und immer wieder zurückzuholen, in den Augenblick. Das trainiert meine seelischen Muskeln. Das ist wie geistiges Gewichtheben. Je geübter ich werde, desto länger kann ich im Augenblick verweilen. Sagt man zumindest.

Dazu trainiere ich auch noch meine körperlichen Muskeln. Ich will fitter und stärker werden. Dieser Vorgang ist qualvoll. Er kostet mich Überwindung. Aber er ist einfach! Er hat einen Anfang, eine Mitte und ein Ende – nämlich dann, wenn der Schmerz durchs Muskelanspannen unerträglich wird. Einen Muskel entspannen ist hingegen die weitaus komplexere Aufgabe.

»Geben Sie ihr Gewicht ab«, höre ich meine Physiotherapeutin sagen. Da ich nicht weiß, wie das geht, drücke ich meinen Kopf sanft gegen ihre Hände, die ihn halten. »Sie sollen mich nicht wegschieben«, sagt sie leise, »Sie sollen loslassen!« Loslassen hat keinen Anschlag, loslassen verläuft im Nichts. In meinen Ohren klingt das wie eine Drohung, widerspricht einem meiner zentralen Glaubenssätze: »Was ich halte, hält mich.«

Ich habe mich an meine Verspannungen gewöhnt. Sie sind ein Teil von mir. Über Jahre gewachsen. Im Hintergrund. Leise. Meist unbewusst. Im steten Kampf mit und als Schutz vor dem Leben. Jedes Mal, wenn ich die Schultern hochgezogen, die Zähne zusammengebissen, meine Pobacken zusammengekniffen habe – aus Angst, aus Rücksicht, aus unterdrückter Wut –, mein Körper ist die Antwort auf meinen Alltag nie schuldig geblieben. Meine Verspannungen bestimmen meine Haltung. Körperlich und mental. Sie beinhalten alle meine Gefühle – auch jene, die ich vor der Welt verborgen halten will. Darf es mich dann wundern, wie verspannt ich sein kann, beim Versuch, mich zu entspannen?

»Lass los!« Direkt aufgefordert, schaffe ich das nicht. Mir gelingen Dinge besser, wenn ich sie nicht anpeile. Wenn ich mich selbst austrickse. Wenn ich mich zum Beispiel beim Sport derart erschöpfe, dass zum Widerstand keine Kraft mehr bleibt. Oder wenn ich völlig versage – im Beruf, privat, auf allen Ebenen, ohne die geringste Restchance auf Erfolg. Dann lässt Es mich los. Was immer dieses Es auch sein mag. Plötzlich ist da kein Wollen, kein Halten, kein Weglaufen, kein Hinlaufen mehr. Kein Schieben, Ziehen, Zerren. Ich weiß, ich kann es nicht mehr richtig machen. Der Kampf ist vorbei.
Resignation kann etwas sehr Befreiendes haben.

Auch unmittelbare Todesnähe hilft beim Loslassen. Zumindest berichten dies Menschen, die auf der Autobahn einen

Geisterfahrer auf sich zukommen sahen. Die unter einen Lastwagen schlitterten, in eine Schlucht stürzten oder Ähnliches überlebten. Hat man plötzlich keine Kontrolle mehr über die aktuelle Situation, lässt man automatisch los. Und landet im radikalsten Hier und Jetzt – ob nun das ganze Leben im Zeitraffer an einem vorbeizieht oder nicht. Anscheinend hat man dabei nicht einmal Angst. Wie kann das sein?

Ich denke, Angst braucht eine Vorstellung von Zukunft. Wenn man glaubt, keine Zukunft mehr zu haben, hat man auch nichts mehr zu verlieren – und damit auch weniger zu fürchten. Will man im Moment sein, muss man alles loslassen. Die Vergangenheit. Die Zukunft. Den Widerstand gegen die Gegenwart – und damit gegen das Leben, das in dieser Gegenwart stattfindet. Wie erreiche ich diesen himmlischen Zustand? Ohne Erschöpfung, ohne Versagen, ohne Freediving, ohne Todesnähe? Warum ist das so verdammt schwierig?

Es gibt kein Ziel. Ein Ziel braucht einen Weg. Und ein Weg braucht Zeit. Und Zeit ist das größte Hindernis auf dem Weg zum Jetzt – zu dem es gar keinen Weg gibt, da das Jetzt bekanntlich ja immer jetzt ist. Ich muss also mein Ziel aufgeben, um an mein Ziel zu kommen – das ich aber nicht haben kann. Ich muss mein Ziel aufgeben, um in einem Jetzt zu landen, in dem ich ohnehin bin – und das ich gleich wieder verliere, sobald ich es erreicht habe. Weil ja nichts statisch, aber alles in Bewegung ist.

Wer den vorigen Absatz nicht versteht, ist nicht nur ein sympathischer, sondern auch ein kluger Mensch. Ein Mensch, der etwas sehr Wichtiges fühlt: Das Hier und Jetzt lässt sich mit dem Kopf nicht begreifen. Es lässt sich nur leben.

Um das Hier und Jetzt bewusst zu erfahren, hat mir ein Meditationslehrer einmal die folgende Übung vorgeschlagen: »Versuchen Sie, das Bekannte so wahrzunehmen, als hätten Sie es noch nie zuvor erlebt. Staunen Sie bereits am Morgen, beim ersten Augenaufschlag, darüber, dass Sie am Leben sind. Staunen Sie über jeden Atemzug, Ihren Herzschlag, die Wärme Ihrer Haut. Weiters über den Frühstückskaffee, das Wasser in der Dusche, die Bürste im Haar, die Kleidung am Körper, die Nachrichten in der Zeitung, die Wolken am Himmel, den Sitz in der S-Bahn, die Kollegin bei der Arbeit. Staunen, staunen, staunen Sie. Über das immer Neue. Über das so nicht Gekannte.«

Ich bin an der Übung gescheitert. Ich hatte damals schon seit mehr als fünfzig Jahren morgens meine Augen geöffnet und mich lebend vorgefunden. Ich kannte es nicht anders. Ich hätte weitaus mehr gestaunt, wäre ich tot gewesen.
Diese Übung hatte etwas Verkrampftes für mich. Nicht alles gewinnt durch Bewusstheit an Qualität. Vieles verliert dadurch an Selbstverständlichkeit – Autofahren zum Beispiel. Auch so mancher anstrengende Mensch lässt sich unbewusst leichter ertragen.

Dennoch verdanke ich der Aufgabe des Meditationslehrers eine wesentliche Erkenntnis. Ich erkannte nämlich, dass ich bereits geübt war in besagter buddhistischer Übung. Schon seit vielen Jahren.

Im Spiel

Als Schauspielerin muss ich mich nicht nur ständig ins Nichtwissen hinein behaupten, sondern es auch glauben. Wenn meine Ophelia bereits im ersten Akt von Shakespeares

Hamlet weiß, dass sie im letzten Akt tot sein wird, sind wahrscheinlich auch meine Tage als ihre Darstellerin bald vorbei. Ich muss jeden Abend aufs Neue den Entschluss zum Sterben fassen. Jeden Abend aufs Neue sterben. Geplant und dennoch nicht erwartet. Für mich. Und für das Publikum.
Das schauspielende und das zusehende Volk haben sich aufs gemeinsame Nichtwissen verabredet. Für ein paar Stunden, in einem abgesteckten Rahmen. Um das bekannte Bühnenstück – daher ein Stück des bekannten Lebens – miteinander neu erfahren zu können. Und damit die Macht der Behauptung. Die Macht des Spiels. Ein heiliges Ritual.

Beim Dreh zu einer Folge der Krimireihe *Tatort* musste ich innerhalb weniger Stunden zwölfmal seelisch zusammenbrechen – anlässlich der Nachricht vom Tod meines Sohnes, in vier verschiedenen Blickwinkeln der Kamera. Zweimal wiederholt, um die Qualität der Szene sicherzustellen. Als Schauspielerin wusste ich natürlich von meinem Zusammenbruch am Ende jedes Takes, ich musste die emotionale Kontrolle unbedingt behalten, in der Rolle der Mutter sollte ich sie allerdings unbedingt verlieren. Als Figur musste ich in dieser Rolle, als Schauspielerin außerhalb von ihr sein. Die zusätzliche, hohe Hürde: War mir der seelische Zusammenbruch einmal zur Freude der Regie besonders gut gelungen, musste ich dies sofort wieder vergessen.

Man darf im Schauspiel niemals versuchen, einen gelungenen Moment zu wiederholen. Lebendigkeit entsteht nur im Augenblick, niemals im Wiederherstellen des Vergangenen. Ich muss immer wieder zurückkehren. An den Ausgangspunkt. An dem real alles bereits geschehen, im Spiel jedoch noch nichts passiert ist. Sonst laufe ich Gefahr, nur leere

Worte abzuliefern – anstatt im Moment zu sein und diesen jedes Mal neu zu entdecken.

Und dennoch muss ich minutiös vorbereitet sein, wenn ich aufs Filmset komme. Um loszulassen, muss etwas da sein, das ich loslassen kann. Es gibt keine Höchstleistung ohne vorangegangene Anstrengung – Pianistinnen haben ihre Finger jahrelang trainiert, Trapezkünstler ihr Gleichgewicht, Rennfahrerinnen ihre Reaktionsschnelligkeit, Freediver das Luftanhalten. Muskeln wachsen nicht ohne Anstrengung. Weder diejenigen des Körpers noch die Muskeln der Seele. Selbst Erleuchtungserfahrungen kommen nicht von ungefähr. Auch ihnen sind Stunden der Meditation – oder eben Sekunden der Todesangst – vorangegangen.

Im entscheidenden Moment alles Vorbereitete vergessen und darauf vertrauen, dass man es ohnehin in sich trägt – das ist die Quintessenz der Schauspielkunst. Man muss sich fallen lassen, um feststellen zu können, ob man fliegen kann. »Es beginnt dich zu tun, anstatt dass du es tust … Alles ist nur noch Raum, der zu betanzen ist.« So beschreibt Hollywood-Star Jeff Bridges das Entstehen dieses raren Glücksmoments beim Spielen vor der Kamera.

Das Paradoxon meines Berufes. Der ganz normale Wahnsinn. Mit dem Kopf lässt er sich nicht begreifen. Man muss ihn schon leben. Oder besser noch – spielen.

Im wirklichen Leben lassen sich Emotionen nicht solcherart strapazieren. Im realen Leben wäre mir die Puste ausgegangen. Im Spiel gelingt mir vieles, was ich im Leben nicht schaffe:
In eiskaltes Wasser springen.

Mit dem Auto auf die Kamera zurasen und erst knapp davor abbremsen.
Mich zigmal ohrfeigen lassen, ohne zu zucken.
Im Sommerkleidchen im Schnee liegen.
Meine Höhenangst überwinden.

Als Schauspielerin kann ich das, was mir als private Proschat so schwerfällt – ich kann loslassen. Meine Vergangenheit, meine Zukunft. Mich selbst. Ich kann mich innerlich leer machen. Raum schaffen, für meine Figur. Oft fühle ich mich als diese Figur mutiger und lebendiger als sonst – als würde die Figur meine Grenzen ausweiten. Als würde ich in ihr Teile von mir erfahren, die sonst nicht zur Geltung kämen.

Beim Spielen bewege ich mich nicht in meinem eigenen, von Routine behafteten Leben. Das andere, das fiktive Schicksal verlangt von mir erhöhte Wachsamkeit, erhöhte Gegenwärtigkeit. Und so lande ich über die Bande, über meine Schauspielrolle gespielt, im Moment, ohne ihn direkt anzupeilen. Leichter und raffinierter als beim Meditieren.

Vielleicht sind es diese Glücksmomente, wegen derer wir Menschen surfen, tauchen, tanzen, musizieren, schreiben, spielen, Liebe machen. Wofür wir uns so sehr anstrengen. Um in Mäandern immer wieder das zu erleben, was wir auf dem direkten Weg so schwer erreichen können – die ehrliche, wahrhafte, ersehnte Gegenwärtigkeit.

Vielleicht sollte ich meinen Beruf als Meditation begreifen und auch im Leben einfach nur mehr spielen – ein Alien zum Beispiel. Von einem anderen Planeten, das für einen Tag zu Besuch auf die Erde kommt. Wie leicht fiele mir dann wohl das Staunen?

Oder eine militante Nichtraucherin – um endlich mit dem Rauchen aufzuhören.
Eine in sich gekehrte Nonne – um besser zu meditieren.
Eine Bergsteigerin – um meine Höhenangst zu überwinden.
Eine Physiotherapeutin – um entspannen zu können.
Oder eine Freediverin – um mit offenen Augen in die Tiefe des kleinen Sees, an dem ich wohne, zu tauchen. Mich den dort ansässigen Monstern und Ungeheuern zu stellen. Vielleicht erfahre ich dann, dass es sie gar nicht gibt. Vielleicht auch nicht. Aber bin ich schon mal untergetaucht, werde ich wohl mit ihnen umzugehen wissen. Werde ich dort die Stille und das absolute Bewusstsein erleben, wie der Apnoe-Taucher William Trubridge es beschreibt? Wohl eher nicht. Vieles, nicht alles ist möglich. Im Spiel.

Mein Privatleben wäre aber mit Sicherheit leichter und lebendiger, wenn ich es wie meinen Beruf anginge – wie ein kluges, spannendes Spiel. Das ist es, was das eine mit dem anderen zu tun hat.

Nachspiel

Ich schreibe (nicht nur, aber auch dieses Buch), um zu verstehen, was ich denke. Um herauszufinden, was in mir verborgen liegt und zum Vorschein kommen will. Und wenn ich dann lese, was ich geschrieben habe, wundere ich mich. Ein klein wenig. Über mich.

Jede gute Geschichte hat ein Grundthema: zum Beispiel Angst vor Liebe, Kampf für Freiheit, Wunsch nach Zugehörigkeit, Streben nach Gerechtigkeit. Dieses Grundthema schwingt – in Variationen – in jeder Szene mit. Wie eine Melodie, die den ganzen Film begleitet. Mal stärker, mal leiser, aber immer da.

Mit den Menschen verhält es sich ähnlich. Jeder Mensch hat ein Lebensthema. Bewusst oder unbewusst. Es schwingt mit – in den Freundschaften, die man schließt; in den Büchern, die man liest; in den Podcasts, die man abonniert; in den Worten, die man benutzt; in den alltäglichen Situationen, die man meistert.
Ich dachte, ich hätte über das »Leben spielen« geschrieben. In Wahrheit aber ist es ein Buch über Verbundenheit geworden. Verbundenheit mit den anderen. Über alle Unterschiede hinweg. Mit mir selbst. Über alle Schönheitsfehler hinweg.

Sehnsucht nach Verbundenheit – das ist mein Lebensthema. Es schwingt mit. Bei allem, was ich tue. Bei allem, was ich bin.
»Solange uns Menschlichkeit verbindet, ist egal, was uns trennt«, schreibt der Dichter Ernst Ferstl. Im Spielen kommt unsere Menschlichkeit unverblümt zutage. In all seinen Facetten. Viel klarer und deutlicher als im vermeintlich seriösen, »wahren« Leben.

Wenn dieses Buch die eine oder den anderen auf den Geschmack gebracht hat, »Leben spielen« selbst auszuprobieren, dann freue ich mich.

Es ist nicht immer leicht. Manchmal erfordert es Mut. Und nicht immer gelingt es.

Aber es lohnt sich, es immer wieder zu versuchen.

DANKE! DANKE! DANKE!

Ines, Ruth, Kat – ihr wunderbaren Freundinnen, ich danke euch für die vielen inspirierenden Gespräche, die ich mit euch führen durfte. Natürlich auch für eure professionelle Unterstützung, die Menschen draußen in der Welt auf dieses Buch aufmerksam zu machen.

Ohne dich und deine Hartnäckigkeit, liebe Ulli, gäbe es dieses Buch nicht. Du hast mich sanft, aber bestimmt zum Schreiben gedrängt. Mich dabei ruhig und liebevoll begleitet. Mich stets motiviert und mir dein Vertrauen geschenkt. Du bist eine wunderbare Lektorin. Danke!

Meinem Lebensmenschen danke ich aus tiefstem Herzen für sein Feedback, seine klugen Gedanken, seinen Humor, seinen Zuspruch und seine Liebe, die mich durch das Jahr des Schreibens getragen hat. Ohne dich wäre dieses Buch nicht, wie es ist, mein Harald. Danke!

Quellen

Vorspiel

Max Reinhardt: https://www.oepb.at/allerlei/max-reinhardt-rede-ueber-den-schauspieler.html
Rehabilitation Through The Arts: https://youtu.be/KKmx3VsclWI (Min. 04:20); Colman Domingo & Director Greg Kwedar Break Down a Scene From ‚Sing Sing' | Vanity Fair

Fa und die Aneignung

Sanford Meisner: https://actingmagazine.com/2018/06/sanford-meisner-acting-is-living-truthfully-under-imaginary-circumstances/
Tom Hanks: https://www.kleinezeitung.at/leute/6153376/Hetero-spielt-Schwulen_Tom-Hanks_Wuerde-PhiladelphiaRolle-heute
Justine Triet: https://www.thewrap.com/anatomy-of-a-fall-justine-triet-milo-machado-graner-audition/
Daniel Schreiber: Allein, 2021

Die Lücke

Rilke: www.rilke.de/briefe/160703.htm

Bis ins hohe Alter

Patti Smith: https://faroutmagazine.co.uk/music/; https://www.instagram.com/reel/DEM4Td6Pxhg/

Die Macht guter Geschichten

Horrorfilme: https://www.nationalgeographic.de/wissenschaft/2023/10/spass-grusel-warum-wir-gerne-horrorfilme-schauen-angst-psychologie

Dieses seltsam fremde Mädchen

Wie funktioniert das Sehen: https://www.tagesspiegel.de/wissen/die-grosse-illusion-6757315.html

Auf meinem Sofa

George Saunders: The Braindead Megaphone, 2007
George Saunders im Gespräch mit Sam Harris: Waking Up App
Gespräch Thomas Metzinger mit Richard David Precht – Sendung Sternstunde: https://www.youtube.com/watch?v=BXJU_srHqA0
Manfred Spitzer: Digitale Demenz, 2012
Yuval Noah Harari: Nexus, 2024
Yuval Noah Harari: Sapiens. Eine kurze Geschichte der Menschheit, 2011
Klaus Kocks: https://www.spiegel.de/wirtschaft/pr-querkopf-kocks-luegner-reden-immer-nur-von-notluegen-a-459450.html
Gespräch mit Navid Kermani und Barbara Bleisch – Sternstunde Philosophie vom 5.2.2017: https://www.youtube.com/watch?v=cyCCYMrjY5s
Joseph Campbell: Die Mitte ist überall, 1992, S. 20

Felicitas

Amy Cuddy: Dein Körper spricht für dich, 2016

Sein, wer ich nie war

Dr. Jeffrey Schwartz und Leonardo DiCaprio: https://www.discovermagazine.com/mind/rewiring-the-brain-to-treat-ocd
Max Reinhardt: https://www.oepb.at/allerlei/max-reinhardt-rede-ueber-den-schauspieler.html

Kein Opfer

Ivana Chubbuck: The Power of the Actor, 2004
Diane von Fürstenberg: https://sz-magazin.sueddeutsche.de/mode/ich-wollte-ein-maennerleben-in-einem-frauenkoerper-und-maenner-jagen-nun-mal-79681
Diane von Fürstenberg – Dokumentation: Eine Frau ganz oben, 2024

Jenseits von gut

Bruno Ganz – Interview: https://www.dctp.tv/filme/bruno-ganz-spielt-hitler
Bruno Ganz – Interview: https://www.welt.de/print-welt/article336292/Bruno-Ganz-gibt-Hitler-ein-Gesicht.html
Bruno Ganz – Interview: https://www.sueddeutsche.de/kultur/bruno-ganz-im-interview-ich-dachte-erst-das-sei-unspielbar-1.417469
Milgram-Experiment: https://www.swr.de/kultur/gesellschaft/was-war-das-milgram-experiment-104.html
The Stanford Prison Experiment: https://www.ted.com/talks/philip_zimbardo_the_psychology_of_evil
Femizide: https://www.meinbezirk.at/innere-stadt/c-lokales/mahnwache-in-wien-fuer-opfer-von-27-femiziden_a7104013
Adelheid Kastner – Interview DIE ZEIT 48/2019: https://www.kepleruniklinikum.at/media/8001/amrai-coen-interview-mit-a-kastner_die-zeit-48_2019.pdf

Bin ich wer?

Robert Waldinger – Interview: https://www.nzz.ch/report-und-debatte/was-macht-gluecklich-interview-mit-robert-waldinger-leiter-der-harvard-studie-ld.1824042
Joachim Bauer: https://www.zeit.de/zeit-wissen/2013/04/psychologie-soziale-anerkennung
Bernie Glassman: https://zenpeacemakers.org/ueber/bernie-glassman-zen-meister/?lang=de
Claude Steiner: https://de.wikipedia.org/wiki/Anerkennung
Friederike Potreck-Rose: https://www.zeit.de/zeit-wissen/2013/04/psychologie-soziale-anerkennung/seite-3
Max Reinhardt: https://www.oepb.at/allerlei/max-reinhardt-rede-ueber-den-schauspieler.html

Was vergeht vom Vergänglichen?

Interview Irvin Yalom – Sternstunde Philosophie vom 5.10.2014: https://www.youtube.com/watch?v=Gx9J8j2Xz0g

Leben spielen

Laura McGann – Dokumentation über Freediver: Der tiefste Atemzug, 2023
William Trubridge – TED Talk: https://www.ted.com/talks/william_trubridge_this_is_why_i_free_dive_a_journey_into_the_deep
Jeff Bridges und Bernie Glassman: The Dude and the Zen Master, 2012

Liebe Leserin, lieber Leser, hat Ihnen dieses Buch gefallen? Dann freuen wir uns über Ihre Weiterempfehlung, Austausch und Anregung unter post@styriabooks.at Inspirationen und gute Geschichten finden Sie auf www.styriabooks.at

STYRIA
BUCHVERLAGE

Verlagsgruppe Styria GmbH & Co KG
Lobkowitzplatz 1, 1010 Wien, Austria
office@styriabooks.at

ISBN 978-3-222-15135-4

Bücher aus der Verlagsgruppe Styria
gibt es in jeder Buchhandlung und im
Online-Shop www.styriabooks.at
Projektleitung und Lektorat: Ulli Steinwender
Korrektorat: Joe Rabl
Umschlaggestaltung und Layout: Larissa Cerny
Coverfoto: Maximilian Motel
Druck und Bindung: Florjančič tisk d.o.o.
Printed in the EU
7 6 5 4 3 2 1